新版 「食べてはいけない」「食べてもいい」添加物

渡辺雄二
Yuji Watanabe

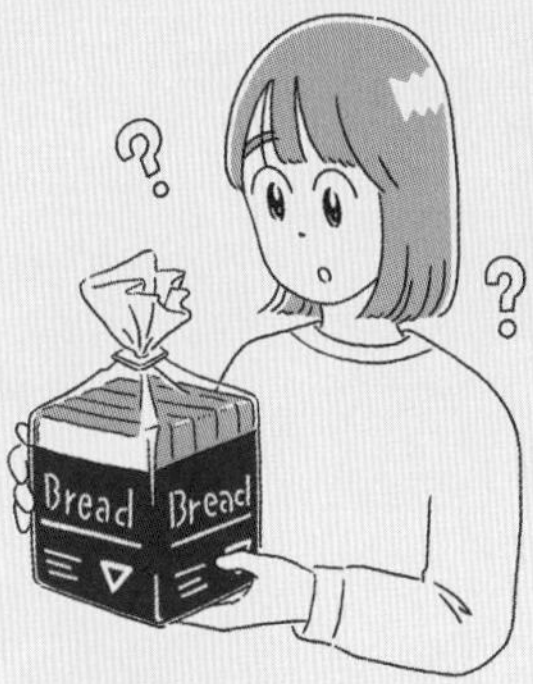

大和書房

はじめに

人間で安全性は調べられていない

「コンビニ弁当を食べ続けてだいじょうぶ?」「カップラーメンはどう?」「スナック菓子は?」——。こんな不安や疑問を持っている人は多いと思います。こうした食品には多くの食品添加物(添加物)が使われていて、その安全性が疑問視されているからです。

スーパーやコンビニなどには溢《あふ》れんばかりの多種多様な加工食品が並べられていますが、そのほとんどにさまざまな添加物が使われています。しかし、それらの添加物は人間で安全性が確認されたものではないのです。

お米や野菜、果物、肉、魚、砂糖、塩、醤油などは、これまで人間が長いあいだ食べつづけることによって、その安全性が確認されたものです。ですから安心して食べられるのです。しかし、添加物はそうではありません。動物実験がおこなわれ、その結果から、人間にも「害はないだろう？」という推定のもとに使われているにすぎないのです。

でも、動物実験では、添加物が人間におよぼす微妙な影響はわかりません。たとえば、胃部不快感。つまり、食品を食べて、胃が重苦しくなったり、張るように感じたり、気持ちが悪くなったり、痛みを感じたり、という自分で訴えないと他人に伝わらない症状は動物実験ではわかりません。

また、吸収された添加物がアレルギーをおこさないか、ホルモンを攪乱《かくらん》しないかなども、動物実験ではなかなかわかりません。動物を使って調べる内容は、急性の中毒や死亡、発がん、臓器の異常など、かなりはっきりした症状だからです。

しかし、私たちにとっては、添加物の微妙な影響こそが重要なのです。毎日食事のたびに、胃が重苦しくなったり、鈍痛がしたり、気分が悪くなったのではたまりません。ところが、実際には添加物によって、こうした悪影響をうけている可能性が高いのです。

私の場合、添加物の多いサンドイッチや弁当、ケーキなどを食べると、口の中や舌が刺激され、べたつくように感じ、また胃の粘膜《ねんまく》が刺激されて張ったように感じたり、重苦しくなったりします。ときには、胃が痛くなったり、下痢《げり》をすることもあります。一方で、添加物を使っていないパンや手づくりの弁当などを食べたときには、こうした影響をうけることはありません。

私ばかりでなく、周囲でも同じような訴えをする人は何人もいます。おそらく自分でも気づかないうちに、こうした添加物の悪影響をうけている人は多いのではないでしょうか？

「食べてはいけない」添加物、「食べてもいい」添加物

添加物には、石油製品などから化学的に合成された「合成添加物」がほとんどである指定添加物、それから自然界にある植物、昆虫、細菌などから得られた「天然添加物」である既存添加物があります。これらの数は８００品目をこえていて、ありとあらゆる加工食品に無節操に使われているのです。

その中には、動物実験によって発がん性やその疑いがあったり、中毒死をおこしたり、お腹《なか》の子どもに悪影響をもたらすなど、明らかに危険なもの、すなわち「食べてはいけない」添加物が少なくないのです。そしてこうした危険なものは、とくに「合成添加物」に多いのです。

ところが、それらが使用禁止になると、困る食品企業がたくさん出てきます。そのため厚生労働省は、使用を認めつづけているのです。使用する際のいろいろな制限をつけていますが、それが本当に守られているかどうかはわかりません。守られていたとしても、人間にまったく害がないのかもわかりません。結局、「害はないだろう?」という推定のもとに使われつづけているのです。

また、一つの加工食品には通常複数の添加物が使われますが、それらが合わさった場合の影響は調べられていません。添加物同士が反応して、毒性の強いものに変化することもありえますが、そうした毒性も、まったくといっていいほど調べられていません。こうした状況の中では、できるだけ添加物は摂《と》らないようにしたほうがよいのです。

でも、「そんなことをしたら、食べるものがなくなってしまうのでは?」と心配する人もいるでしょう。確かに添加物をふくむ食品をすべて避けたら、食べるものがほとんどなくなってしまうでしょう。

しかし、心配ご無用です。できるだけ安全性の高い、すなわち「食べてもいい」添加物が使われている食品を買う、という現実的な選択をすればよいのです。たとえば、ビタミンCやE、クエン酸、乳酸など。これらはもともと食品にふくまれていて、動物実験の結果では、毒性はほとんど見られません。そうした添加物をふくむ食品をできるだけ選ぶようにするわけです。あるいは添加物を使っていない製品もあるので、それらを選ぶようにするのです。

食品をおいしく感じるのは、体にとって必要な栄養がふくまれているからです。風邪《かぜ》をひいたときは、みかんやいちごがとてもおいしく感じられるでしょう。ビタミンCを消耗しているので、それをふくむ食品がとりわけおいしいのです。

大半の添加物は、栄養にはなりません。したがって、添加物の多い食品は、「おいしくない」ものが多いのです。この点でも、添加物の少ない食品がベターです。

最近、体がすっきりしない、だるい、疲れやすい、生理不順などの体調不良を訴える人がふえています。もしかすると、添加物によって体のシステムが乱れているからかもしれません。そんな人は、ぜひ本書を参考にして、「食べてもいい」添加物または添加物なしの食品を食べるようにこころがけてください。

渡辺雄二

新版「食べてはいけない」「食べてもいい」添加物　◎目次

△ 第2章 「食べてはいけない」と「食べてもいい」の中間の添加物の食品

第3章

「食べてもいい」添加物および無添加の食品

第１章

1

「食べてはいけない」添加物の食品

■1～3章の見方

・それぞれの食品を、使用されている添加物の危険度に応じて、「食べてはいけない」添加物の食品、「食べてはいけない」と「食べてもいい」の中間の添加物の食品、「食べてもいい」添加物および無添加の食品——に分類しています。ただし、同じ種類の食品でも、製品によって使用添加物には多少違いがあるため、一般的な製品にもとづいて添加物を表記し、危険度を分類しています。**なお、写真の製品は、あくまで一例として提示したものです。**

・下段には、**見出し項目の食品によく使用される添加物を**、危険度マーク、添加物名［用途名／合成添加物か天然添加物か］の順に記載しています。**写真の製品には、下段の添加物が必ずしもすべて使われているわけではありません。**

■危険度マークは次のとおりです。

✹＝「食べてはいけない」添加物。発がん性やその疑いが強い、催奇《さいき》形性《けいせい》（先天性障害をもたらす毒性）やその疑いが強い、急性毒性や慢性毒性が強い、発がん性物質に変化するものなど。

✹＝「食べてはいけない」と「食べてもいい」の中間の添加物。発がん性などのはっきりした毒性は見られないが、安全とまではいえないもの。

●＝「食べてもいい」添加物。もともと食品に含まれていて、動物実験でも毒性がほとんど見られず、安全と判断されるもの。

サンドイッチ

ハムが挟んであるのは要注意

「毎朝コンビニでサンドイッチを買って食べている」という人もいるでしょう。しかし注意しなければならないことがあります。ハムサンドやミックスサンドなどハムを挟《はさ》んでいるものが多いですが、そのハムには危険な添加物が使われているという点です。

ハムには、色が黒ずむのを防ぐために、発色剤の亜硝酸《あしょうさん》Na（ナトリウム）という添加物が使われています。しかし亜硝酸Naは毒性が強いうえ、食肉にふくまれるアミンという物質と結びついて、ニトロソアミン類という強い発がん性物質に変化するのです。ニトロソアミン類は、酸性の胃の中でできやすく、またハム自体に微量ながらふくまれていることもあります（ハム・ベーコンの項参照）。

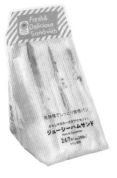

「ハムを使っていない製品ならいいの？」と思う人もいるでしょう。しかし、それらにも調味料（アミノ酸等）、着色料、香料、乳化剤など多くの添加物が使われています。どうしてもサンドイッチを食べたいという人は、タマゴサンドやカツサンドなどハムを使っておらず、比較的添加物の少ないものを選ぶようにしてください。

✸亜硝酸Na（ナトリウム）［発色剤／合成］、✸イーストフード［合成］、✸加工デンプン［糊料・増粘剤／合成］、✸乳化剤［合成・天然］、✸調味料（アミノ酸等）［合成］、✸増粘多糖類［糊料／天然］、✸香料［合成・天然］、✸クチナシ色素［着色料／天然］、✸pH調整剤［合成］、✸グリシン［調味料／合成］、✸カゼインNa（ナトリウム）［糊料／合成］、✸アルギン酸エステル［糊料／合成］、●ビタミンC［酸化防止剤／合成］、●香辛料抽出物［天然］

コンビニ弁当

明太子、ハム、ウィンナー入りは避けよう

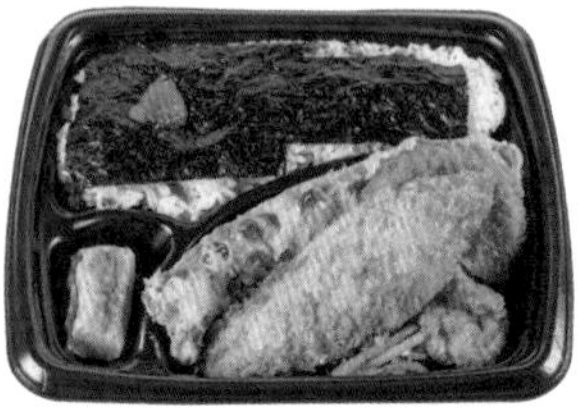

「コンビニ弁当をよく食べる」という人は多いでしょう。通常保存料と合成着色料は使われていません。しかし、代わりの添加物が使われています。その筆頭が、pH《ペーハー》調整剤。クエン酸や酢酸《さくさん》Naなどの数品目が保存の目的で使われています。酸味料も同様です。**さらに調味料（アミノ酸等）、乳化剤、膨張剤、着色料、香料、増粘多糖類《ぞうねんたとうるい》（樹皮などから抽出《ちゅうしゅつ》された粘性物質《ねんせいぶっしつ》）など、添加物のオンパレード。**フライや唐揚げ、煮物など一つ一つの具材に保存や味つけ、トロミづけなどで数品目の添加物が使われているからです。

また写真の製品のように明太子、さらにハムやウィンナーを使った製品が多く、これらには発色剤の亜硝酸Naが添加されていて、発がん性のあるニトロソアミン類ができてしまいます（明太子・たらことハム・ベーコンの項参照）。加えて写真の製品には合成甘味料《ごうせいかんみりょう》のスクラロースも使われています（うめぼしの項参照）。

コンビニ弁当は、ハム、ベーコン、ウィンナー、明太子、たらこが入っておらず、スクラロースなどの合成甘味料が使われていない、できるだけ添加物の少ないものを。

✸スクラロース［甘味料／合成］、✸亜硝酸Na（ナトリウム）［発色剤／合成］、✸pH調整剤［合成］、✸酸味料［合成］、✸グリシン［調味料／合成］、✸調味料（アミノ酸等）［合成］、✸加工デンプン［糊料／合成］、✸増粘多糖類［増粘剤／天然］、✸乳化剤［合成・天然］、✸膨張剤［合成］、✸香料［合成・天然］、✸カラメル色素［着色料／天然］、✸カロチノイド色素［着色料／天然］、✸カゼインNa（ナトリウム）［糊料／合成］、✸ビタミンB_1［栄養強化剤／合成］、●ビタミンC［酸化防止剤／合成］、●香辛料抽出物［天然］

コンビニパスタ
カルボナーラは×

コンビニにはさまざまな味のパスタが売られていますが、メインになっているのは、ベーコンやハム、ウィンナーを使ったものです。**代表的パスタのカルボナーラにはベーコンが入っていますが、それには発色剤の亜硝酸Naが添加されています。**そのため発がん性のあるニトロソアミン類ができてしまいます。ウィンナーやハム入りのパスタも同様です。

このほか、明太子やたらこを使ったパスタも人気があって、各コンビニ店で売られています。しかし明太子やたらこにも、亜硝酸Naが添加されています（明太子・たらこの項参照）。魚卵《ぎょらん》にはとくにアミンが多くふくまれているので、それと亜硝酸Naが結びついてニトロソアミン類ができてしまいます。ですから原材料名に、「発色剤（亜硝酸Na）」と表示された明太子やたらこのパスタは避けたほうがよいでしょう。

さらにコンビニパスタには、調味料（アミノ酸等）、pH調整剤、乳化剤、増粘多糖類、香料なども使われています。多くの添加物を一度に摂《と》ると、胃や腸の粘膜が荒れることが心配されます。亜硝酸Naをふくまず、添加物の少ない製品を選んでください。

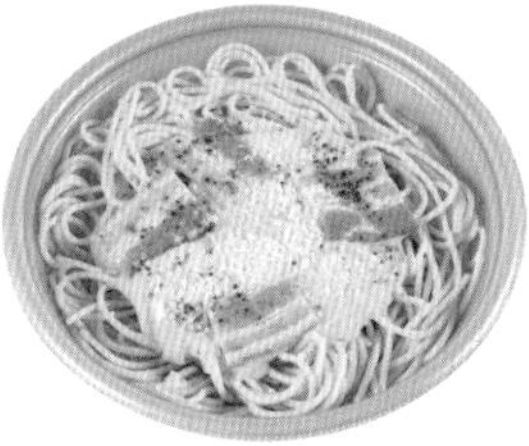

✹亜硝酸Na（ナトリウム）［発色剤／合成］、✹調味料（アミノ酸等）［合成］、✹pH調整剤［合成］、✹加工デンプン［糊料／合成］、✹乳化剤［合成・天然］、✹酸味料［合成］、✹香料［合成・天然］、✹カラメル色素［着色料／天然］、✹グリシン［調味料／合成］、✹増粘多糖類［糊料／天然］、✹紅麹（ベニコウジ）色素［着色料／天然］、✹酵素［天然］、✹ビタミンB_1［栄養強化剤／合成］、●香辛料抽出物［天然］、●ビタミンC［酸化防止剤／合成］

駅弁
なんで常温保存のお弁当が腐らないの？

地方に行ったときに私がいちばん困るのは、駅弁が食べられないことです。どこの駅弁にも、危険性の高い添加物がいっぱいだからです。

駅弁は、駅の売店に常温で陳列《ちんれつ》されていますが、ご飯もおかずも、すべて時間がたてば腐るもの。それを防ぐために、合成保存料のソルビン酸K（カリウム）が使われています。またおかずの野菜を白く見せるために毒性の強い漂白剤も。

さらにハムやウィンナー、たらこなどには発色剤の亜硝酸Naが添加されています。加えて調味料（アミノ酸等）もタップリ。このほか、pH調整剤、酸味料、着色料、増粘多糖類、加工デンプン（加工でん粉）などなど。

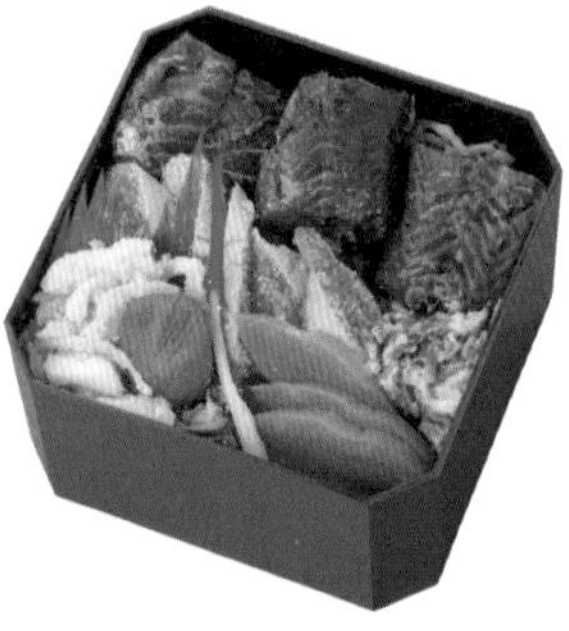

私はこれまで駅弁を食べて、何度も腹痛や下痢《げり》、胃部不快感におそわれているので、とうとう怖くて食べられなくなってしまいました。ちなみに、富山の「鱒寿司」や奈良の「柿の葉寿司」には保存料は使われておらず、その他の添加物も少なめです。

✹亜硫酸塩［漂白剤／合成］、✹ソルビン酸K（カリウム）［保存料／合成］、✹安息香酸Na（ナトリウム）［保存料／合成］、✹亜硝酸Na（ナトリウム）［発色剤／合成］、✹スクラロース［甘味料／合成］、✹赤102（赤色102号）［着色料／合成］、✹黄4（黄色4号）［着色料／合成］、✹調味料（アミノ酸等）［合成］、✹pH調整剤［合成］、✹酸味料［合成］、✹グリシン［調味料／合成］、✹増粘多糖類［増粘剤／天然］、✹加工デンプン［増粘剤／合成］、✹ステビア［甘味料／天然］、✹リン酸塩（Na）［製造用剤／合成］、●酢酸Na（ナトリウム）［製造用剤／合成］、●トレハロース［甘味料／天然］

×

カップめん

添加物と過酸化脂質のダブルパンチ

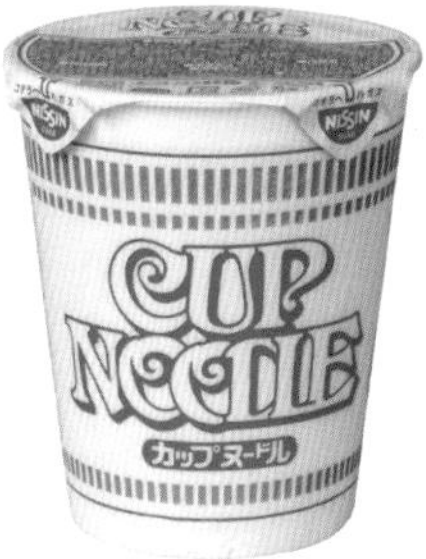

「カップラーメンが好き」という人は少なくないでしょう。しかし、添加物だらけで15種類以上使っている製品も珍しくありません。

カップめんは乾燥させてあるので保存料は使われていません。しかし、かんすいや調味料（アミノ酸等）、増粘多糖類、カラメル色素など多くの添加物が使われています。調味料はL－グルタミン酸Na（「味の素」の主成分）をメインにしたものですが、大量に摂《と》ると、人によっては顔から腕にかけて熱くなったり、しびれを感じることがあります。

カラメル色素は4種類ありますが、そのうちの2種類には発がん性物質がふくまれます。

またカップめんは油揚げめんが多く、脂肪が酸化して過酸化脂質《かさんかししつ》ができています。過酸化脂質は有害で、ネズミやウサギに食べさせると成長が悪くなり、一定量を超えるとなんと死んでしまうのです。人間も多く摂取《せっしゅ》すると胃痛や下痢をおこすことがあります。

カップめんを食べると、多くの添加物と過酸化脂質が一度に胃に入ることになるので、人によっては胃が張る、痛む、重苦しくなるなどの胃部不快感を覚えることがあります。

✷かんすい［合成］、✷調味料（アミノ酸等）［合成］、✷増粘多糖類［増粘剤／天然］、✷加工デンプン［増粘剤／合成］、✷乳化剤［合成・天然］、✷カラメル色素［着色料／天然］、✷香料［合成・天然］、✷酸味料［合成・天然］、✷カロチノイド色素［着色料／天然］、✷くん液［天然］、✷ビタミンB_1［栄養強化剤／合成］、●ビタミンE［酸化防止剤／合成・天然］、●炭酸Ca（カルシウム）［栄養強化剤／合成］、●ビタミンB_2［栄養強化剤・着色料／合成］、●香辛料抽出物［天然］

袋入り即席めん
中身はカップめんとそう変わらない

一言で言うと、袋入り即席めんの中身をカップに入れたのがカップめんですから、それと同様な問題があります。

まず添加物が多いこと。かんすい、調味料（アミノ酸等）、クチナシ色素、カラメル色素、香料、酸味料、増粘多糖類、酸化《さんか》防止《ぼうし》剤《ざい》（ビタミンE）、炭酸Ca（カルシウム）など添加物のオンパレード。**かんすいは、ラーメン独特のにおいや色を出すためにめんに添加されます。炭酸K（カリウム）や炭酸Naなどを混ぜ合わせたものですが、めんを食べた際に口の中に違和感を覚えたり、胸焼けをおこすことがあります。**

カラメル色素はⅠ～Ⅳの4種類ありますが、カラメルⅢとⅣには、4-メチルイミダゾールという発がん性物質がふくまれます。また香料や増粘多糖類の中には、毒性のあるものが。さらに油揚げめんが多く、有害な過酸化脂質がふくまれています。

なかには「マルちゃん正麺　旨塩味」（東洋水産）のようにノンフライめんで、カラメル色素を使っていないものも。どうしても食べたい人はそうした製品を！

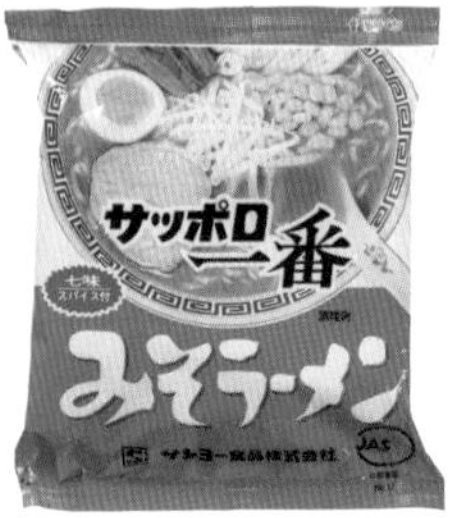

✷かんすい［合成］、✷調味料（アミノ酸等）［合成］、✷クチナシ色素［着色料／天然］、✷カラメル色素［着色料／天然］、✷香料［合成・天然］、✷酸味料［合成］、✷増粘多糖類［増粘剤／天然］、✷ビタミンB_1［栄養強化剤／合成］、●炭酸Ca（カルシウム）［栄養強化剤／合成］、●トレハロース［甘味料／天然］、●ビタミンB_2［栄養強化剤・着色料／合成］、●ビタミンE［酸化防止剤／合成・天然］

惣菜パン

ウィンナー入りは食べてはいけない

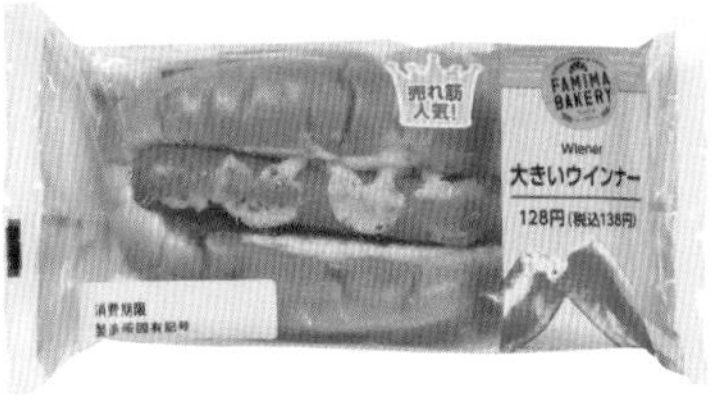

コンビニやスーパーなどには各種の惣菜パンが並んでいますが、多いのはウィンナーソーセージを挟《はさ》んだものです。しかし、ウィンナーソーセージには発色剤の亜硝酸Naが添加されていて、発がん性のあるニトロソアミン類が発生します（ウインナーソーセージの項参照）。したがってウィンナーを挟んだパンは避けるようにしてください。またコッペパンなどにハムあるいはベーコンを挟んだ製品も、避けるようにしてください。同様にニトロソアミン類ができるからです。

惣菜パンを買う際には、ウィンナー、ハム、ベーコンを使っておらず、さらに添加物のなるべく少ない製品を選ぶようにしてください。添加物が多いと、人によっては胃が張る、痛む、重苦しくなるなどの胃部不快感を覚えることがあるからです。

なお、イーストフードは、パン酵母（イースト）に混ぜるもので、塩化アンモニウムや炭酸アンモニウムなど18品目あり、数品目を組み合わせて使われます。中には毒性の強いものもありますが、具体的に何が使われているのかわかりません。

✸亜硝酸Na（ナトリウム）［発色剤／合成］、✸ソルビン酸［保存料／合成］、✸リン酸塩（Na）［結着剤／合成］、✸イーストフード［合成］、✸調味料（アミノ酸等）［合成］、✸pH調整剤［合成］、✸乳化剤［合成・天然］、✸加工デンプン［糊料／合成］、✸増粘多糖類［増粘剤／天然］、✸香料［合成・天然］、✸カラメル色素［着色料／天然］、✸ウコン色素（ターメリック色素）［着色料／天然］、✸カロチノイド色素［着色料／天然］、✸くん液［天然］、●ビタミンC［酸化防止剤／合成］、●酢酸Na（ナトリウム）［酸味料／合成］

✕ ハム・ベーコン
大腸がんのリスクを高める

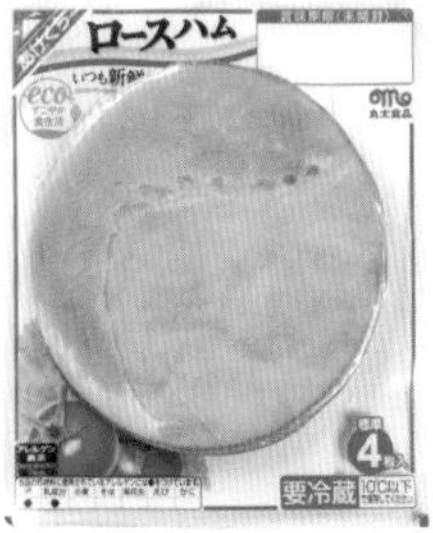

「ハムやベーコンを食べていると大腸がんになりやすくなる」と言ったらビックリするでしょうが、これは事実なのです。世界保健機関（ＷＨＯ）の一組織である国際がん研究機関（ＩＡＲＣ）は２０１５年10月、「ハムやソーセージ、ベーコンなどの加工肉を１日50g食べると、直腸や結腸のがんになるリスクが18％高まる」というショッキングな研究結果を発表しました。世界の研究論文約８００を分析した結果だといいます。

市販のハムやベーコンには、色が黒ずむのを防ぐために発色剤の亜硝酸Naが添加されています。**亜硝酸Naは、見方によっては猛毒の青酸カリと同じくらいの毒性をもち、さらに発がん性物質に変化します。**酸性の胃の中で、肉にふくまれるアミンという物質と結合してニトロソアミン類に変化するのですが、これには強い発がん性があるのです。ニトロソアミン類は、ハムやベーコン自体にできていることもあります。

そこで酸化防止剤のビタミンCを添加して、ニトロソアミン類ができるのを防いでいるのですが、十分とはいえません。そのため大腸がんになるリスクが高まると考えられます。

✸亜硝酸Na（ナトリウム）［発色剤／合成］、✸リン酸塩（Na）［結着剤／合成］、✸増粘多糖類［増粘剤／天然］、✸カルミン酸［着色料／天然］、✸調味料（アミノ酸等）［合成］、✸カゼインNa（ナトリウム）［糊料／合成］、✸くん液［天然］、●ビタミンC［酸化防止剤／合成］、●香辛料抽出物［天然］

✕ ウィンナーソーセージ

買うなら「無塩せき」の製品を

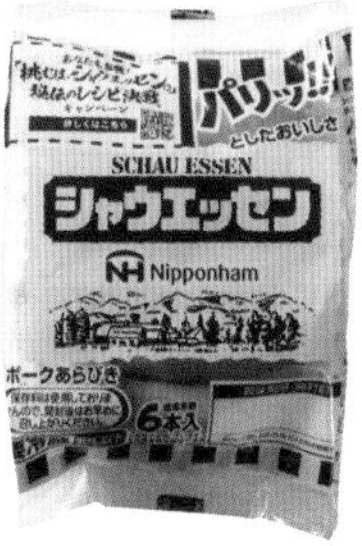

「子どものお弁当にウィンナーを入れている」というお母さんも多いと思いますが、やめたほうがよいでしょう。ハムやベーコンと同様に大腸がんになるリスクを高めるからです。国際がん研究機関（IARC）では、加工肉が大腸がんになるリスクを高めると発表しましたが、**ウィンナーソーセージも加工肉の一種であり、発色剤の亜硝酸Naが添加されています。**したがって胃の中で、肉にふくまれるアミンという物質と亜硝酸Naが結合して、ニトロソアミン類に変化するのです。ウィンナー自体にニトロソアミン類ができていることもあります。

こうした問題があることから、最近では亜硝酸Naを添加していない、「無塩せき」のウィンナーやハム、ベーコンが増えてきました。「セブンプレミアム　無塩せきスライスハムロース」「同ウィンナー」「同ベーコン」、イオンの「トップバリュ　無えんせきローススライス」「同ポークあらびきウィンナー」「同ベーコンスライス」、信州ハム（長野県上田市）のグリーンマークシリーズのハム、ウィンナー、ベーコンなどです。これなら安心して食べられます。

✸亜硝酸Na（ナトリウム）［発色剤／合成］、✸リン酸塩（Na）［結着剤／合成］、✸調味料（アミノ酸）［合成］、✸pH調整剤［合成］、●ビタミンC［酸化防止剤／合成］、●香辛料抽出物［天然］

✕

明太子・たらこ

胃がんの発生リスクを高める

「明太子やたらこを食べていると胃がんになりやすくなる」と言ったら、「ウソだ」と思う人もいるでしょうが、実はそれを裏づける調査データがあるのです。

国立がん研究センター「がん予防・検診研究センター（現・がん対策研究所）」の津金昌一郎センター長らは、40～59歳の男性約2万人を対象に、食生活とがんとの関係について約10年間追跡調査をおこないました。調査では、明太子やたらこなどの塩蔵魚卵を「ほとんど食べない」「週1～2日」「週3～4日」「ほとんど毎日」に分類しました。そして、それぞれのグループについて胃がんの発生率を調べたのです。その結果、「ほとんど食べない」人の胃がん発生率を1とすると、「週1～2日」が1・58倍、「週3～4日」が2・18倍、そして「ほとんど毎日」は2・44倍にも達していたのです。**明太子やたらこには、発色剤の亜硝酸Naが添加されていて、それが魚卵に多くふくまれるアミンと結合してニトロソアミン類になります。**また発がん性の疑わしい赤40（赤色40号）や赤106（赤色106号）、黄5（黄色5号）などのタール色素が使われています。それらの相乗作用によって、胃がんの発生率が高まると考えられます。

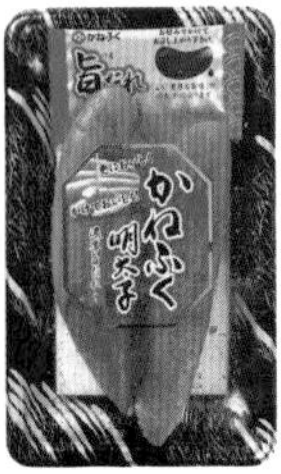

✹亜硝酸Na（ナトリウム）［発色剤／合成］、✹赤40（赤色40号）［着色料／合成］、✹赤102（赤色102号）［着色料／合成］、✹赤106（赤色106号）［着色料／合成］、✹赤3（赤色3号）［着色料／合成］、✹黄5（黄色5号）［着色料／合成］、✹調味料（アミノ酸等）［合成］、✹酵素［天然］、✹増粘多糖類［増粘剤／天然］、●ビタミンC［酸化防止剤／合成］

×

コンビーフ・スパム

ゴーヤチャンプルーには豚肉を

「昔からコンビーフを食べている」という人もいると思います。しかし、これからは食べるのを止めたほうがよいでしょう。なぜなら発色剤の亜硝酸Naが添加されているからです。コンビーフは缶詰なので、腐ったり、酸化したりすることがほとんどありません。それでも亜硝酸Naを使っています。牛肉は変色しやすいので、それを防ぐ目的があるのでしょう。

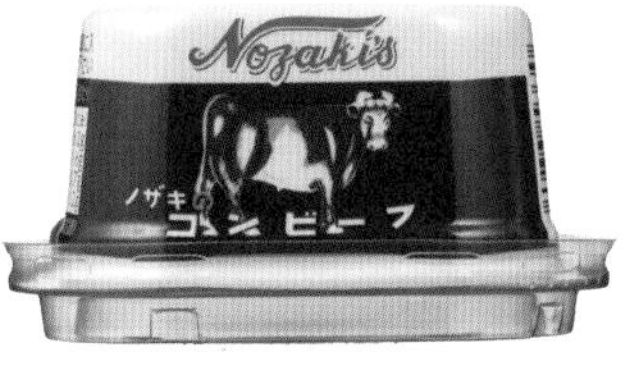

しかし、ハム・ベーコンの項で述べたように、**亜硝酸Naは牛肉にふくまれるアミンという物質と結合して、強い発がん性を持つニトロソアミン類に変化します。**酸化防止剤のビタミンCによって、それを防いではいますが、十分ではありません。

一方、スパム（ポークランチョンミート）は、沖縄料理のゴーヤチャンプルーなどによく使われていますが、やはり亜硝酸Naが添加されています。しかもビタミンCが添加されていないので、それだけニトロソアミン類ができやすいと考えられます。ゴーヤチャンプルーをつくる際には、豚肉などを使うようにしてください。

✹亜硝酸Na（ナトリウム）［発色剤／合成］、✹カゼインNa（ナトリウム）［糊料／合成］、✹調味料（アミノ酸等）［合成］、✹加工デンプン［糊料／合成］、●ビタミンC［酸化防止剤／合成］

✕

福神漬・紅ショーガ
ジンマシンをおこす心配が

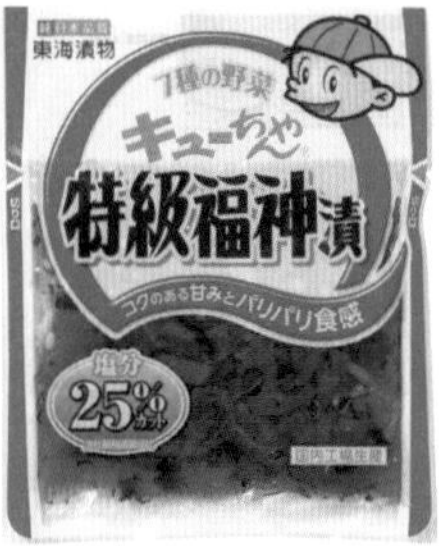

福神漬や紅ショーガを見て「不気味な赤い色をしている」と感じる人もいるでしょう。そう、赤１０６、黄４、黄５、赤１０２などのタール色素（合成着色料の一種）が使われているからです。**タール色素は全部で12品目が添加物として使用が認められていますが、いずれも動物実験の結果やその化学構造から発がん性の疑いが持たれています。**

福神漬によく使われる赤１０６は、細菌の遺伝子を突然変異させ、染色体を切断する作用があるので、発がん性の疑いがもたれています。そのため諸外国では使用が禁止されています。黄４も同様に染色体を切断します。また、黄４と黄５は、人間にジンマシンをおこすことが知られています。さらに、福神漬の中には安全性に不安のある合成甘味料（人口甘味料）のスクラロースやアセスルファムＫ（カリウム）が添加された製品もあります。

一方、紅ショーガには、赤１０２がよく使われています。なお、タール色素の代わりに野菜色素を使い、また合成甘味料を使っていない製品も売られているので、そちらを選ぶようにしてください。

✷赤106（赤色106号）［着色料／合成］、✷黄4（黄色4号）［着色料／合成］、✷黄5（黄色5号）［着色料／合成］、✷赤102（赤色102号）［着色料／合成］、✷アセスルファムＫ（カリウム）［甘味料／合成］、✷スクラロース［甘味料／合成］、✷調味料（アミノ酸等）［合成］、✷酸味料［合成］、✷香料［合成・天然］、●キサンタンガム［増粘剤／天然］

×

うめぼし

合成甘味料を使った製品が多い

近頃では「塩分が多い」と敬遠されがちなうめぼしですが、さらに危険性の高い添加物をふくむ製品もあるので注意してください。

よく使われているのが、合成甘味料（人工甘味料）のスクラロースです。スクラロースは自然界に存在しない化学合成物質であり、有機塩素化合物の一種です。ちなみに、**有機塩素化合物はすべて毒性物質といえるもので、農薬のＤＤＴや猛毒のダイオキシンなどが知られています。**スクラロースは動物実験の結果から、免疫力を低下させるなどの心配があります。

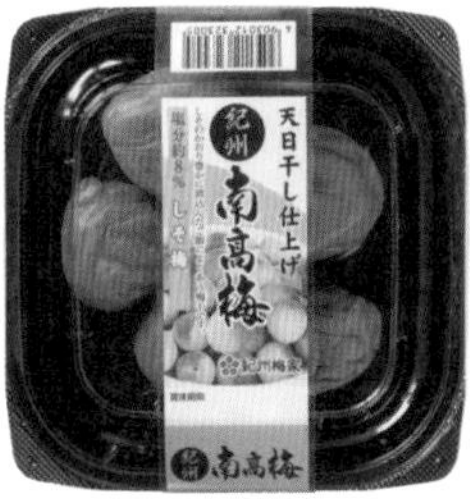

またタール色素の赤１０２（赤色１０２号）を添加した製品もあります。赤１０２は、人によってはジンマシンをおこすことがあります。また消化管から吸収されて全身に回り、赤血球を減らすなどの影響が懸《け》念《ねん》されます。さらに発がん性も疑われています。

このほかにも甘味料のステビア（次項の「たくあん」参照）、調味料（アミノ酸等）、酸味料、ビタミンB_1などが使われています。

✷赤102（赤色102号）［着色料／合成］、✷スクラロース［甘味料／合成］、✷ステビア［甘味料／天然］、✷調味料（アミノ酸等）［合成］、✷酸味料［合成］、✷ビタミンB_1［栄養強化剤／合成］、●野菜色素［着色料／天然］、●酒精［一般飲食物添加物］

✕

たくあん
あざやかな黄色にだまされるな

昔から、なぜかたくあんは黄色と決まっています。そのあざやかな色を出すために使われているのが、タール色素の黄4です。**黄4は、細胞の染色体を切断する作用があります。これは細胞ががん化することと深い関係があります。**さらに、人間にジンマシンをおこすことも知られています。

また、合成保存料のソルビン酸Kを添加したたくあんも売られています。さらに天然甘味料のステビアを使った製品も。ステビアは、南米原産のキク科・ステビアの葉から抽出した甘味成分です。

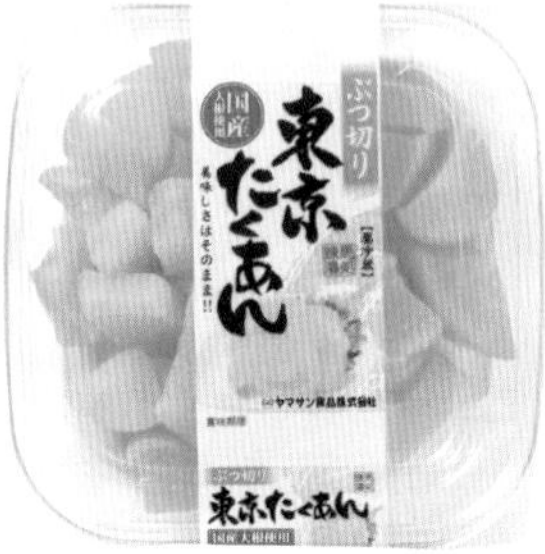

ＥＵ（欧州連合）委員会では、ステビアが体内で代謝してできる物質が、動物のオスの精巣《せいそう》に悪影響をもたらすとの理由で、使用を認めていませんでした。

ただし、安全性について再検討がおこなわれ、同委員会は２０１１年12月から、体重１kgあたり４mg以下の摂取《せっしゅ》に抑えるという条件つきで使用を認めました。しかし、不安が完全に払しょくされているわけではありません。

黄4（黄色4号）［着色料／合成］、ソルビン酸Ｋ（カリウム）［保存料／合成］、ステビア［甘味料／天然］、調味料（アミノ酸等）［合成］、酸味料［合成］、香料［合成・天然］、増粘多糖類［増粘剤／天然］、ビタミンＣ［酸化防止剤／合成］、酒精［一般飲食物添加物］

✕ グリンピース缶
本物はこんな色をしていない

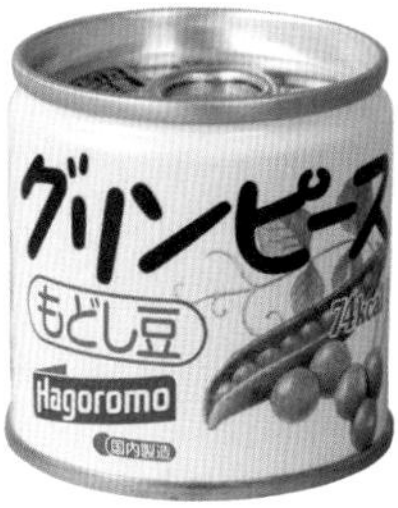

生のグリンピースを見たことがありますか？　くすんだような薄い緑色をしています。ところが、素材缶のグリンピースはあざやかな濃い緑色。「どうしてこんなに違うの？」と、首をかしげたくなります。**そのあざやかな緑は、タール色素の黄4と青1によるものなのです。**この組み合わせは、ソーダ水などにも使われています。

添加物として使用が認められているタール色素は12品目ありますが、いずれもその化学構造や動物実験の結果などから発がん性の疑いがもたれています。黄4をふくむえさを動物に食べさせた実験では、体重が減って下痢や胃炎が見られました。さらに人間にジンマシンをおこすことも知られています。

一方、青1を溶かした水を動物に注射した実験では、高い割合でがんが発生しました。注射での実験なので、青1が添加されたものを食べた場合に、同じことがおこるかはわかりませんが、気になる実験結果です。黄4や青1に限らず、タール色素をふくむ食品は避けるようにしてください。

✷黄4（黄色4号）［着色料／合成］、✷青1（青色1号）［着色料／合成］、✷調味料（アミノ酸等）［合成］、●乳酸Ca（カルシウム）［調味料／合成］、●クエン酸［酸味料／合成］

✕ グレープフルーツ・レモン・オレンジ

買うなら国産に限る！

スーパーなどで売られているグレープフルーツやレモン、オレンジは、アメリカや南アフリカなどの遠い国から船で数週間かけて運ばれてきます。その途中でカビが生えたり、腐ったりするのを防ぐために防カビ剤（防ばい剤）のOPP、OPP-Na、TBZ、イマザリルなどが使われています。**しかしOPPやOPP-Naには動物実験で発がん性のあることが、またTBZには、動物実験で催奇形性（お腹の子どもに先天性障害をもたらす毒性）のあることがわかっています。**「じゃあ、とくに妊婦は食べないほうがいいね」と思う人も多いはず。そのとおりなのです。

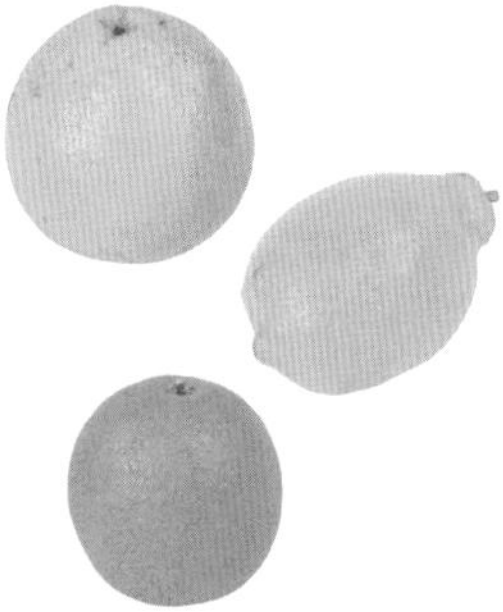

イマザリルも、動物実験で、神経行動毒性があることや、肝臓に悪影響があることがわかっています。これらの防カビ剤は、皮だけでなく、果肉からも微量ながら見つかっています。国産のオレンジやレモンには使われていません。

なお、バラ売りでもポップやプレートなどで、これらのかんきつ類に使用された防カビ剤は表示することになっています。

✷OPP（オルトフェニルフェノール）［防カビ剤／合成］、✷OPP-Na（オルトフェニルフェノール-ナトリウム）［防カビ剤／合成］、✷TBZ（チアベンダゾール）［防カビ剤／合成］、✷イマザリル［防カビ剤／合成］

ライム・スウィーティー

危険な防カビ剤が次々に認可されている

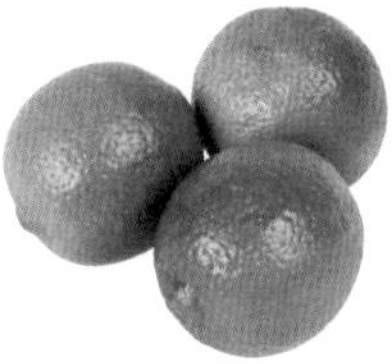

輸入かんきつ類には、ほかにライムやスウィーティー（グレープフルーツとブンタンの交配種）などがありますが、これらにも防カビ剤が使われています。**近年、次のような防カビ剤が次々に認可されています。**

・フルジオキソニル……もともとは農薬として使われていたもので、マウスを使った実験で、リンパ腫の発生率を増加させることがわかりました。

・ピリメタニル……もともとは農薬として使われていたもので、ラットを使った実験で、甲状腺に腫瘍《しゅよう》の発生が認められました。

・アゾキシストロビン……もともとは農薬として使われていたもので、ラットを使った実験で、胆管炎や胆管壁肥厚《ひこう》、胆管上皮過形成《かけいせい》などが認められました。

・プロピコナゾール……もともとは農薬として使われていたもので、マウスを使った実験で、肝細胞腫瘍の発生が認められました。

これらも袋入りの場合は袋に、バラ売りはポップやプレートなどに表示することになっています。

✷フルジオキソニル［防カビ剤／合成］、✷ピリメタニル［防カビ剤／合成］、
✷アゾキシストロビン［防カビ剤／合成］、✷プロピコナゾール［防カビ剤／合成］

ガム
白血病やリンパ腫を引きおこす危険性も

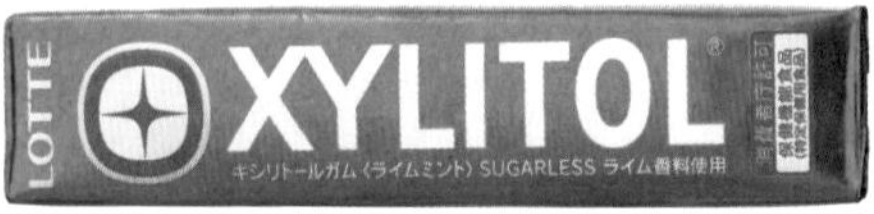

ガムには、合成甘味料のアスパルテーム・L－フェニルアラニン化合物を使った製品が数多くあります。カロリーが少ないので、ダイエット甘味料として使われているのです。**しかしアメリカでは、アスパルテームについてずっと安全性論争が続いていて、脳腫瘍を引きおこす可能性があるという指摘もあります。また、白血病やリンパ腫をおこすという動物実験の結果も発表されています。**ですから、できるだけ避けたほうがよいのです。

アスパルテームに加えて合成甘味料のアセスルファムKを添加したガムもありますが、イヌを使った実験では、肝臓にダメージを与えたり、免疫細胞の一種のリンパ球を減らすことがわかっています。

さらにガムには、ひじょうに強烈《きょうれつ》なにおいの香料が使われています。香料はどんなにたくさんの添加物を混ぜて使っても、「香料」としか表示されません。中には毒性の強いものがあるので、不安を感じます。またガムベースが必ず使われています。

✷アスパルテーム・L-フェニルアラニン化合物［甘味料／合成］、✷アセスルファムK［甘味料／合成］、✷ガムベース［合成］、✷香料［合成・天然］、✷アラビアガム［増粘剤／天然］、✷光沢剤［天然］、✷フクロノリ抽出物［増粘剤／天然］、✷リン酸一水素Ca（カルシウム）［ガムベース／合成］、●銅葉緑素［着色料／合成］、●キシリトール［甘味料／合成］、●ソルビトール［甘味料／合成］、●ヘスペリジン［栄養強化剤／天然］

✕ 豆菓子
鮮やかすぎる緑色は赤信号!

お酒のつまみにうってつけの豆菓子。しかし、えんどう豆を使ったグリーン豆は要注意。「きれいな緑色だ」などと、のんきなことを言ってはいられません。発がん性の疑わしい、タール色素の黄4（黄色4号）と青1（青色1号）で色づけされているからです。

タール色素は石油製品から化学的に合成されていて、黄4と青1もふくめて全部で12品目の使用が認められていますが、いずれもその化学構造や動物実験結果から、発がん性の疑いがもたれています。**青1については、2%または3%ふくむ液をラットの皮膚《ひふ》に週に1回、約2年間注射した実験で、76%以上にがんが発生しました。**また黄4については、人間にジンマシンをおこすことが知られています。

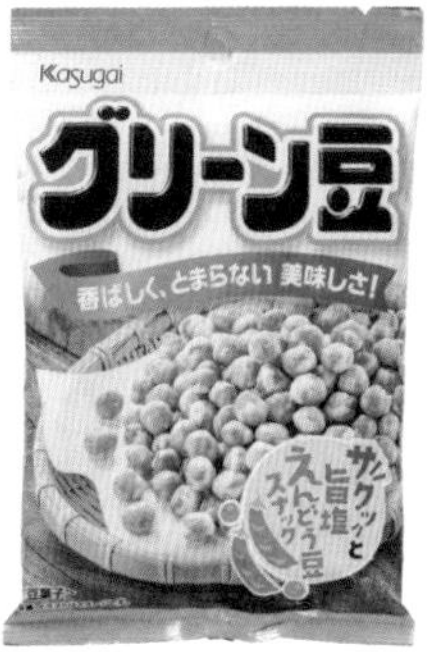

なお、カルビーの「ミーノそら豆」のように、添加物は酸化防止剤のビタミンCのみ、という安全な豆菓子も売られています。ほかにもタール色素を使っていない製品が売られていますので、そちらを選ぶようにしてください。

✷黄4（黄色4号）［着色料／合成］、✷青1（青色1号）［着色料／合成］、✷膨張剤［合成］、✷調味料（アミノ酸等）［合成］、✷加工デンプン［増粘剤・製造用剤／合成］、✷カラメル色素［着色料／天然］、✷香料［合成・天然］、●プルラン［増粘剤／天然］、●ビタミンC［酸化防止剤／合成］

✕

ビーフジャーキー・サラミ

実際の殺人事件に使われたという物質！

ビーフジャーキーとサラミもお酒のつまみとして人気があります。しかし、これらにはハムやベーコンと同様に黒ずみを防ぐために、発色剤の亜硝酸Naが使われています。**亜硝酸Naは毒性が強く、また胃の中で肉にふくまれるアミンという物質と結びついてニトロソアミン類という強い発がん性物質になることがわかっている要注意物質。**

ところで、ドイツで1980年代の中ごろ、こんな事件がありました。ある大学の化学を専攻する教授が「妻を殺そう！」という殺人計画を立てました。その計画とは、奥さんの好物のジャムにニトロソアミン類をひそかに混ぜるというもので、実際に決行されました。そして、奥さんはなんと肝臓がんになって死んでしまったのです。

この〝完全犯罪〟は成功するかに見えたのですが、警察がジャムに混ぜられていたニトロソアミン類を発見し、教授は御用となりました。くれぐれもニトロソアミン類と亜硝酸Naにはご用心を！

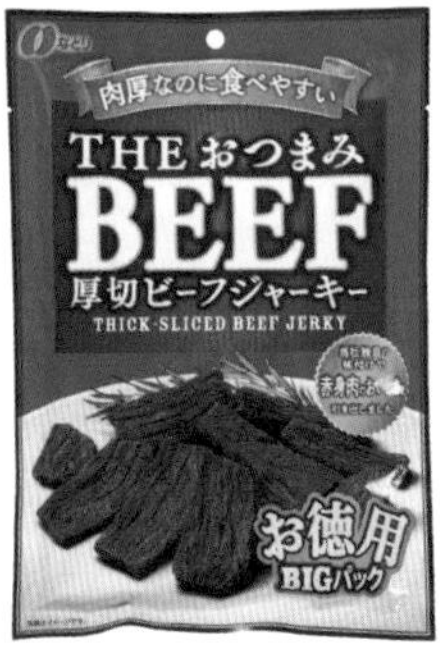

✷亜硝酸Na（ナトリウム）［発色剤／合成］、✷ソルビン酸K（カリウム）［保存料／合成］、✷調味料（アミノ酸等）［合成］、✷カラメル色素［着色料／天然］、✷リン酸塩（Na）［製造用剤／合成］、✷増粘多糖類［増粘剤／天然］、●ビタミンC［酸化防止剤／合成］、●トレハロース［甘味料／天然］、●ソルビトール［甘味料／合成］、●香辛料抽出物［天然］

✕ 清涼菓子

危険な添加物の塊り

「噛《か》むだけで気分をリフレッシュ」ということがウリの清涼菓子《せいりょうがし》。**しかし危険性の高い合成甘味料がいくつも使われているのです。**

まずアスパルテーム。ガムの項で述べたように脳腫瘍を引きおこす可能性があるという指摘があります。また、白血病やリンパ腫をおこすという動物実験の結果も発表されています。次にアセスルファムK。これは自然界に存在しない化学合成物質で、イヌを使った実験で肝臓にダメージを与えたり、免疫細胞の一種のリンパ球を減らすことがわかっています。さらにスクラロース。有機塩素化合物（ダイオキシンや農薬のDDTなどがあり、ほとんどが毒性物質）の一種で、ラットを使った実験でリンパ球を減らすことが示唆されています。

このほかにも香料や着色料、乳化剤、微粒酸化ケイ素などが使われています。微粒酸化ケイ素は、ガラスの成分の二酸化ケイ素を微粒子状にしたものです。消化吸収されずに排泄されると考えられますが、消化管などにどんな影響をおよぼすのか未知数です。

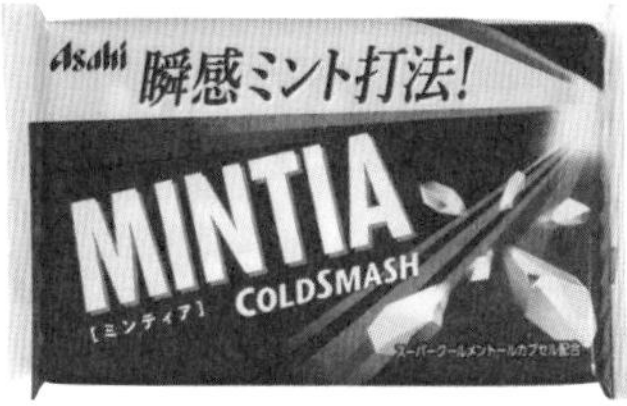

✹アスパルテーム・L-フェニルアラニン化合物［甘味料／合成］、✹アセスルファムK（カリウム）［甘味料／合成］、✹スクラロース［甘味料／合成］、✹青1（青色1号）［着色料／合成］、✹香料［合成・天然］、✹酸味料［合成］、✹微粒酸化ケイ素［固結防止剤／合成］、✹クチナシ色素［着色料／天然］、●ショ糖エステル［乳化剤／合成］、●ソルビトール［甘味料／合成］、●乳酸Ca（カルシウム）［栄養強化剤／合成］

✕ 炭酸飲料

ねだられても買わない親心

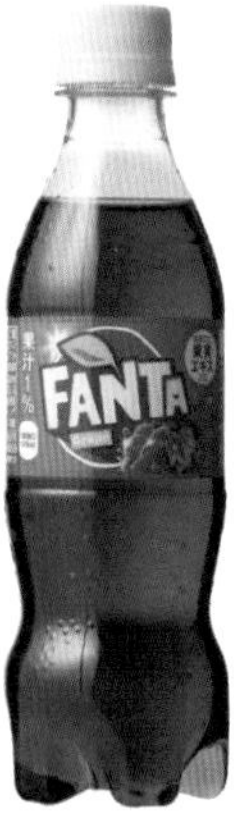

通常炭酸飲料には、保存料は使われていません。炭酸に殺菌作用があるため、使う必要がないのです。しかし、なぜか一部の炭酸飲料には、合成保存料の安息香酸《あんそくこうさん》Naが添加されています。「ファンタグレープ」（コカ・コーラカスタマーマーケティング）もその一つ。根強い人気があり、スーパーなどで売られていますが、安息香酸Naが使われています。「なぜ保存料を使っているの？」と問いかけたくなります。加熱殺菌していないので、腐敗を防ぐために使っているようです。

安息香酸Naは、ラットに一定量あたえると、痙攣《けいれん》や尿失禁などをおこして死んでしまうという物質。飲料に添加される安息香酸Naは微量ですが、炭酸飲料は子どもがよく飲むものなので、その影響が気になるところです。

このほかカラメル色素や天然甘味料のステビアも使われていますが、これらも気になるところです。なお、サイダーには通常保存料は使われていません。

✸安息香酸Na（ナトリウム）［保存料／合成］、✸カラメル色素［着色料／天然］、✸香料［合成・天然］、✸酸味料［合成］、✸ステビア［甘味料／天然］、●アントシアニン［着色料／天然］、●ビタミンB6［栄養強化剤／合成］、●炭酸［製造用剤／合成］

✕ コーラ

合成甘味料が脳卒中や認知症のリスクを高める

コーラの中でも人気の高いダイエットタイプのコーラ。しかし「食べてはいけない」添加物がたくさん使われています。合成甘味料のアスパルテームやスクラロース、アセスルファムK。ほかに、カラメル色素も。

ところで、2017年4月、アメリカのボストン大学の研究グループが、合成甘味料を摂《と》っていると脳卒中《のうそっちゅう》や認知症になるリスクが高まるという調査結果を発表しました。

それによると、同グループでは、マサチューセッツ州のフラミンガムという町で住民の健康について継続的に調べていて、脳卒中は45歳以上の男女2888人、認知症は60歳以上の男女1484人を対象に、食生活などを詳しく聞いた後、10年以内に脳卒中になった97人と認知症になった81人について分析しました。

その結果、合成甘味料入りのダイエット飲料を1日1回以上飲んでいた人は、まったく飲まない人よりも虚血性《きょけつせい》の脳卒中やアルツハイマー病（認知症の一種）になる確率が約3倍も高かったのです。

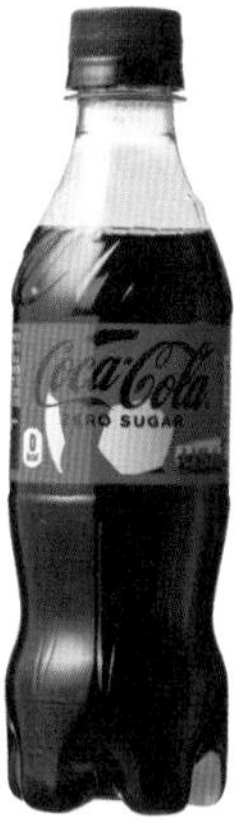

✹アスパルテーム・L-フェニルアラニン化合物［甘味料／合成］、✹スクラロース［甘味料／合成］、✹アセスルファムK（カリウム）［甘味料／天然］、✹カフェイン［苦味料／天然］、✹カラメル色素［着色料／天然］、✹酸味料［合成］、✹香料［合成・天然］、●炭酸［製造用剤／合成］

✕

缶コーヒー

微糖タイプはおススメできない

缶コーヒーは各社からさまざまな製品が売りだされていますが、微糖タイプが主流になっています。しかし、それらには砂糖の代わりに合成甘味料のアセスルファムKやスクラロースが添加されているのです。

アセスルファムKは、イヌを使った実験で肝臓にダメージを与えたり、免疫細胞の一種のリンパ球を減らすことがわかっています。これは免疫力が低下することを示唆しています。またスクラロースは、ネズミを使った実験で、リンパ球を減らすことが示唆されています。

微糖タイプでない缶コーヒーにも、カゼインNa、乳化剤、香料、ビタミンCなどが添加されています。カゼインNaはトロミをつける増粘剤です。牛乳などにふくまれるカゼインというタンパク質とNaを結合させたものなので、それほど問題ないでしょう。ただし乳化剤や香料は一括名表示になっていて、具体名（物質名）が表示されず、何が使われているのかわかりません。

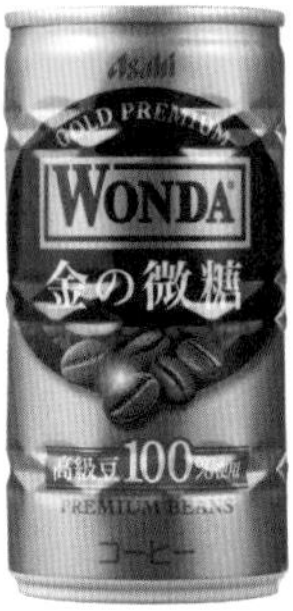

缶コーヒーを飲むなら、無糖・ブラックがよいでしょう。

✹アセスルファムK（カリウム）［甘味料／合成］、✹スクラロース［甘味料／合成］、✹カゼインNa（ナトリウム）［増粘剤／合成］、✹乳化剤［合成・天然］、✹香料［合成・天然］、●ビタミンC［酸化防止剤／合成］

✕ 栄養ドリンク
合成保存料入りが体にいいのか？

「仕事をもうひと頑張りしよう！」と、栄養ドリンクをグビッと飲んでいる人もいるでしょう。しかし、気になることがあります。合成保存料の安息香酸Naをふくんだ製品が多いことです。

栄養ドリンクは、食品に分類されるものと、医薬品や医薬部外品に分類されるものがありますが、いずれにも安息香酸Naが使われているのです。

安息香酸Naは毒性が強く、ネズミに一定量をあたえると、痙攣や尿失禁などをおこして死んでしまいます。また安息香酸Naは、ビタミンCなどと化学反応をおこして、人間に白血病をおこすことが明らかになっているベンゼンに変化するのです。なお、ヤクルトの「タフマンV」のように、安息香酸Naに加えて、合成甘味料のスクラロースを添加した製品もあります。

そもそも栄養ドリンクが本当に効くのかあやしいものです。ふくまれるカフェインによる覚醒《かくせい》作用《さよう》を勘違いしているだけかもしれません。

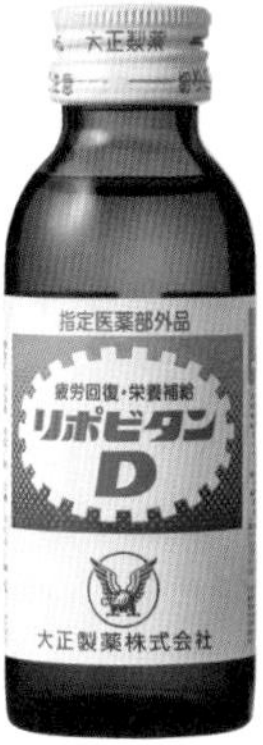

安息香酸Na（ナトリウム）［保存料／合成］、スクラロース［甘味料／合成］、香料［合成・天然］、バニリン［香料／合成］、酸味料［合成］、D-ソルビトール［甘味料／合成］、クエン酸［酸味料／合成］、グリセリン［溶剤／合成］、アルギニン［栄養強化剤／天然］、ビタミンB_2［栄養強化剤／合成］、ビタミンB_6［栄養強化剤／合成］

✕ エナジードリンク

本当にパワーアップするのか？

「元気を出したい時にエナジードリンクを飲んでいる」という人は多いでしょう。しかし、本当に元気が出るのか怪しいものです。元気の素は、アミノ酸の一種のL-アルギニンやL-カルニチンなどですが、体のパワーアップを裏づけるようなデータは見当たりません。

栄養ドリンクと同様に合成保存料の安息香酸Naや安息香酸が添加されています。**安息香酸Naは毒性が強く、ビタミンCと化学反応をおこして、人間に白血病を引きおこすことが明らかになっているベンゼンに変化します。**安息香酸も、同様にベンゼンに変化します。合成甘味料のスクラロースは、有機塩素化合物（ダイオキシンや農薬のDDTなどほとんどが毒性物質）の一種であり、ラットを使った実験でリンパ球を減らすことが示唆されています。

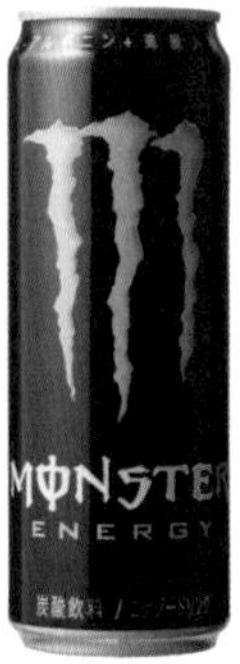

カフェインは、コーヒーや緑茶などにもふくまれていますが、大脳に作用して感覚や精神機能を敏感にします。また眠気を覚ます作用があります。子どもが摂《と》ると、興奮したり、眠れなくなったりするので、要注意です。

✱安息香酸Na（ナトリウム）［保存料／合成］、✱安息香酸［保存料／合成］、✱スクラロース［甘味料／合成］、✱香料［合成・天然］、✱カフェイン［苦味料／天然］、✱カラメル色素［着色料／天然］、●L-アルギニン［栄養強化剤／天然］、●D-リボース［甘味料／天然］、●炭酸［製造用剤／合成］、●アントシアニン［着色料／天然］、●イノシトール［栄養強化剤／天然］、●ビタミンB_2［栄養強化剤／合成］、●ビタミンB_6［栄養強化剤／合成］、●ビタミンB_{12}［栄養強化剤／合成］

黒酢飲料
一見体によさそうだが……

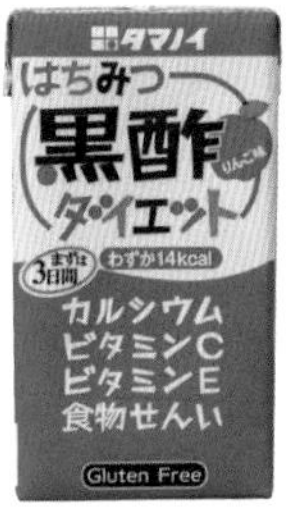

「黒酢は体によさそう」という認識が広まり、黒酢を使った飲料が売られています。写真の「タマノイはちみつ黒酢ダイエット」（タマノイ酢）が代表的。「カルシウム／ビタミンC／ビタミンE／食物せんい」と体にいい成分が入っていることを強調していますが、合成甘味料のアスパルテームを添加。「ダイエット」と銘打っているので使っているのでしょう。

アスパルテームは、アミノ酸のL-フェニルアラニンとアスパラギン酸、そして劇物のメチルアルコールを結合させてつくったもので、砂糖の180〜220倍の甘味があります。しかし、アメリカでは1990年代後半、アスパルテームが脳腫瘍をおこす可能性のあることが指摘されました。また、2005年にイタリアでおこなわれた動物実験では、アスパルテームによって白血病やリンパ腫が発生することが認められ、人間が食品から摂《と》っている量に近い量でも異常が観察されました。

なお、アスパルテームなどの合成甘味料を添加していない黒酢飲料も売られていますので、原材料名をよく見て選ぶようにしてください。

✸アスパルテーム・L-フェニルアラニン化合物［甘味料／合成］、✸酸味料［合成］、✸香料［合成・天然］、●炭酸カルシウム［栄養強化剤／合成］、●ビタミンC［栄養強化剤／合成］、●卵殻カルシウム［栄養強化剤／天然］、●ビタミンB_6［栄養強化剤／合成］、●ビタミンB_2［栄養強化剤／合成］、●ビタミンE［栄養強化剤／合成・天然］、●ビタミンD［栄養強化剤／合成］、●ビタミンB_{12}［栄養強化剤／合成］

サプリ飲料
機能も曖昧なうえ合成甘味料が

アルコールを飲む前に飲むと、「二日酔いをしにくい」と言われている「ウコンの力」（ハウスウェルネスフーズ）。トクホ（特定保健用食品）でも機能性表示食品でもないため、機能（働き）を表示することができません。そのため、それをにおわすようなネーミングや表示になっています。ほかに常盤薬品工業の「強強打破」なども同様です。

それにしても、「効く」という根拠がそれほどないのにこうした飲料が次々に開発されて、けっこう売れていることが不思議です。テレビCMなどによって、「効く」と思い込まされ、プラシーボ効果によって「効いているような気がする」ということなのでしょう。

こうした製品には合成甘味料のアセスルファムKやアスパルテーム、スクラロースが添加されていることが多くなっています。その点でも、おススメできない製品です。

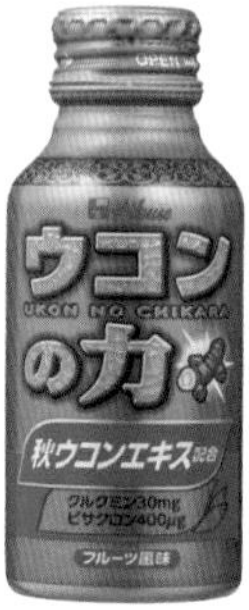

なお、ウコン色素は、ショウガ科ウコンの根茎の乾燥品より得られた黄色い色素です。動物実験で毒性を示唆するデータもありますが、ウコンはカレー粉の原料として広く使われているので、それほど大きな問題はないでしょう。

✸アセスルファムK（カリウム）［甘味料／合成］、✸アスパルテーム・L-フェニルアラニン化合物［甘味料／合成］、✸スクラロース［甘味料／合成］、✸ウコン色素（ターメリック色素）［着色料／天然］、✸香料［合成・天然］、✸酸味料［合成］、✸カフェイン［苦味料／天然］、✸増粘多糖類［増粘剤／天然］、✸乳化剤［合成・天然］、✸ビタミンB_1［栄養強化剤／合成］、●ビタミンC［栄養強化剤・酸化防止剤／合成］、●イノシトール［栄養強化剤／天然］、●ソーマチン［甘味料／天然］、●環状オリゴ糖［製造用剤／天然］、●ビタミンB_2［栄養強化剤／合成］、●ビタミンB_6［栄養強化剤／合成］

✕ ゼリー飲料

トロミ成分の正体が不明

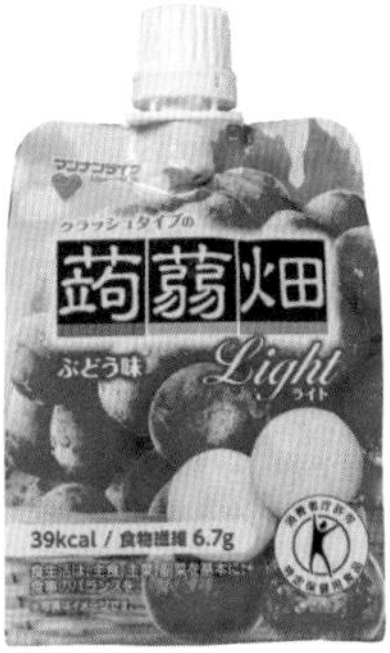

写真の「クラッシュタイプの蒟蒻畑　ライト」（マンナンライフ）や森永乳業の「ｉｎゼリーエネルギー」に代表されるゼリー飲料。ゲル化剤の増粘多糖類によって、トロリとした液状になっています。

増粘多糖類は、植物や海藻、細菌などから抽出された粘性のある多糖類で、キサンタンガムやカラギーナン、グァーガムなど30品目程度あります。基本的にはぶどう糖がたくさん結合した多糖類なので、それほど毒性の強いものはありませんが、いくつか安全性に不安を感じるものもあります。

しかも、1品目を使った場合は具体名が表示されますが、2品目以上使った場合は、「増粘多糖類」としか表示されないので、何が使われているのかわかりません。

ゼリー飲料は、写真の製品のように合成甘味料のスクラロース、あるいはアセスルファムKが添加されている製品が少なくないので、注意が必要です。

✸スクラロース［甘味料／合成］、✸アセスルファムK（カリウム）［甘味料／合成］、✸増粘多糖類［ゲル化剤／天然］、✸酸味料［合成］、✸香料［合成・天然］、✸乳化剤［合成・天然］、✸塩化K（カリウム）［調味料／合成］、●乳酸Ca（カルシウム）［栄養強化剤／合成］、●パントテン酸Ca（カルシウム）［栄養強化剤／合成］、●ビタミンA［栄養強化剤／合成］、●ビタミンE［栄養強化剤／合成・天然］、●ビタミンB_2［栄養強化剤／合成］

ノンアルコールビール
かえって肝臓へのダメージが心配

今やダイエット甘味料の代表格となった合成甘味料のアセスルファムK。さまざまな飲料に入っていて、ノンアルコールビールにもしっかり入っています。

アセスルファムKは、自然界に存在しない化学合成物質で、砂糖の約200倍の甘味があります。**しかし、イヌにアセスルファムKを0・3%および3%ふくむえさを2年間食べさせた実験では、0・3%群でリンパ球の減少が、3%群ではGPT（肝臓障害の際に増える）の増加とリンパ球の減少が認められました。**つまり、肝臓や免疫に対するダメージが心配されるのです。また、妊娠したネズミを使った実験では、胎児に移行することがわかっています。

カラメル色素の場合、Ⅰ、Ⅱ、Ⅲ、Ⅳの4種類があり、カラメルⅢとⅣには発がん性のある4－メチルイミダゾールがふくまれています。

ちなみに、麒麟麦酒の「グリーンズフリー」には合成甘味料もカラメル色素も使われていません。

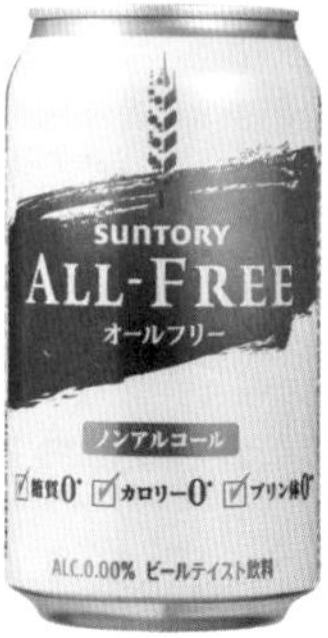

✹アセスルファムK（カリウム）［甘味料／合成］、✹酸味料［合成］、✹カラメル色素［着色料／天然］、✹香料［合成・天然］、✹苦味料［天然］、●炭酸［製造用剤／合成］、●ビタミンC［酸化防止剤／合成］

✕ ワイン
ビンテージものも危険な香り

私は添加物の講演をした時、「ワインを飲んで頭痛がする人はいますか？」と尋ねます。すると4人に1人くらいが手を上げます。頭痛の原因は、酸化防止剤として使われている亜硫酸塩《ありゅうさんえん》と考えられます。なぜなら、そんな人でも無添加のワインを飲むと頭痛がしないからです。

市販のワインの場合、輸入物も国産物もラベルに「酸化防止剤（亜硫酸塩）」と書かれています。これはほとんどが二酸化硫黄《にさんかいおう》のことです。ワインはぶどうを酵母《こうぼ》で発酵《はっこう》させてつくりますが、雑菌の消毒や酵母が増えて発酵が進みすぎるのを抑《おさ》えたり、酸化による変質を防ぐために二酸化硫黄が添加されているのです。**昔からヨーロッパでおこなわれてきたことで、「何十年もの」などというワインには二酸化硫黄がタップリ入っているかも。**しかし雑菌を殺すくらいですから、二酸化硫黄はかなり毒性が強く、ビタミンB_1の欠乏《けつぼう》や肝臓への悪影響も心配されます。コンビニやスーパーなどでは無添加のワインが売られていますので、そちらを買うようにしてください。値段も安いし、味も悪くないですから。

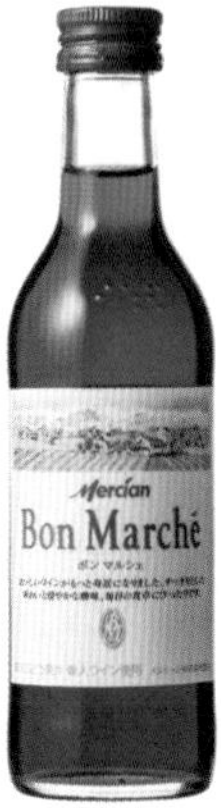

✸亜硫酸塩［酸化防止剤／合成］、✸ソルビン酸K（カリウム）［保存料／合成］

✕ ダイエット甘味料

やせても健康を害しては意味なし

世の中ダイエットばやり。「ダイエット〇〇」と名づけるだけで、製品の売り上げがアップするようです。こうしたブームのさきがけとなったのがダイエット甘味料です。その代表が「パルスイート」（味の素）。合成甘味料のアスパルテームとアセスルファムKなどの混合物です。

「カロリー60％カット」をウリにしています。しかし、**アスパルテームは、脳腫瘍を引きおこす可能性があるという指摘がアメリカの複数の研究者によってなされ、最近の動物実験では、白血病やリンパ腫をおこすという結果が出ています。**

アセスルファムKは、２０００年に認可された新しい添加物で安全性に問題があります。

ほかにふくまれるアラニンはアミノ酸の一種であり、ポリグルタミン酸は納豆菌から得られたもの。ただし、どちらも安全性に問題はありません。

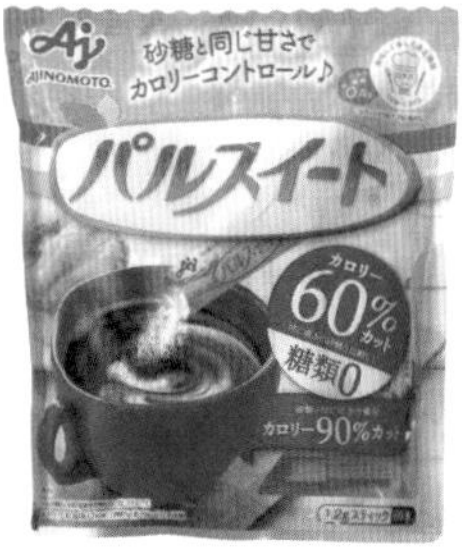

✹アスパルテーム・L－フェニルアラニン化合物［甘味料／合成］、✹アセスルファムK（カリウム）［甘味料／合成］、✹香料［合成・天然］、●アラニン［調味料・栄養強化剤／合成・天然］、●ポリグルタミン酸［増粘剤／天然］

×

化学調味料
原材料はすべて添加物

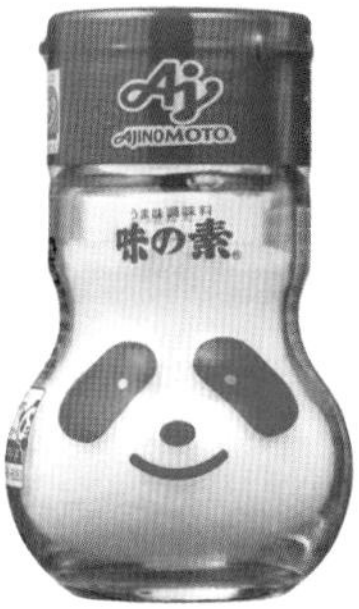

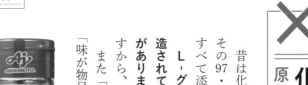

昔は化学調味料といわれていましたが、今はうま味調味料と呼ばれている「味の素」。その97・5％は、L－グルタミン酸Naで、残りは5′－リボヌクレオタイドNa。つまり、すべて添加物なのです。

L-グルタミン酸Naはもともとはこんぶのうま味成分ですが、今は発酵法によって製造されています。一度に大量に摂《と》ると、敏感な人の場合、中華料理店症候群になることがあります。顔から腕にかけて熱さやしびれを感じたり、全身がだるくなるのです。ですから、「味の素」を漬物や卵などにタップリかけるのは、やめたほうがよいでしょう。

また「味の素」を子どもの頃から舌に感じていると、食品にそれが入っていないと、「味が物足りない」「おいしくない」などと感じるようになってしまい、本来の食べ物の味がわからなくなってしまう可能性があります。その点も要注意です。

なお、主食や加工食品、お菓子、調味料など数多くの食品に「調味料（アミノ酸等）」が使われていますが、これはL－グルタミン酸Naをメインとしたものです。

✷L-グルタミン酸Na（ナトリウム）［調味料／合成］、●5′-リボヌクレオタイドNa［調味料／合成］

△

第 2 章

2

「食べてはいけない」と「食べてもいい」の中間の添加物の食品

△

コンビニおにぎり

紅しゃけやこんぶは添加物が少ない

各コンビニ店では、しゃけ、こんぶ、うめぼし、明太子、いくらなど各種各様のおにぎりが売られています。明太子おにぎりの場合、以前は具材の明太子に発色剤の亜硝酸Na（ナトリウム）が添加されていました。しかし、現在それはほとんど使われず、ベニコウジ（紅麹）色素などで赤い色を保っています。いくらおにぎりのいくらにも、亜硝酸Naは添加されていません。それだけ危険性が少なくなったということです。

コンビニおにぎりには保存料は使われていません。**ただし、代わりにpH調整剤や酸味料などが使われています。これらはクエン酸や乳酸などの酸が多く、その酸の力で細菌の増殖を抑えて保存性を高めているのです。**調味料（アミノ酸等）やグリシンもよく使われています。グリシンはアミノ酸の一種。うまみ成分であり、細菌の増殖を抑える働きもあります。

なお、「セブン‐イレブンのおにぎりはおいしい」という声をよく聞きますが、添加物をできるだけ減らして、素材の味を活かしているからです。たとえば「炭火焼紅しゃけ」はpH調整剤のみで、「北海道昆布」は添加物なしです。

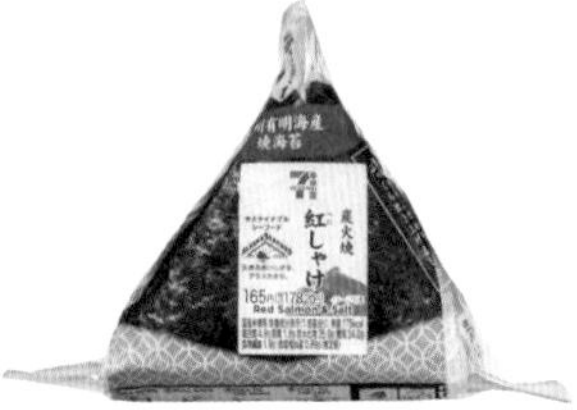

✸pH調整剤［合成］、✸酸味料［合成］、✸調味料（アミノ酸等）［合成］、✸グリシン［調味料／合成］、✸増粘多糖類［増粘剤／天然］、✸酵素［天然］、✸乳化剤［合成・天然］、✸加工デンプン［増粘剤／合成］、✸ベニコウジ色素［着色料／天然］、✸カロチノイド色素［着色料／天然］、✸香料［合成・天然］、●ビタミンC［酸化防止剤／合成］、●酒精［一般飲食物添加物］、●香辛料抽出物［天然］

△ 菓子パン

食べるならあんパン

「菓子パンを食事がわりに食べている」という人もいると思います。あんパンやジャムパン、クリームパンなどさまざまな種類がありますが、添加物が少ないのはあんぱんです。使用しているのは、イーストフード、乳化剤、ビタミンCなどで、なかには添加物を使っていない製品もあります。

イーストフードは、塩化アンモニウムや炭酸カルシウムなど18品目の中から数品目をピックアップして、パン酵母（イースト）に混ぜられます。塩化アンモニウムは毒性が強いのですが、具体名（物質名）が表示されないため、何が使われているのかわかりません。

乳化剤は、水と油を混じりやすくするもので、合成の乳化剤は12品目あって、そのうちの5品目については安全性が高いのですが、そのほかは不安な面が残ります。

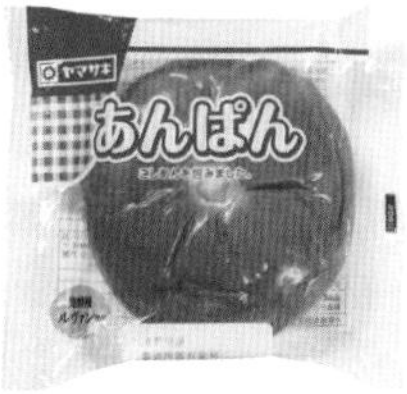

クリームパンやチョコレートパンには、合成保存料のソルビン酸K（カリウム）が添加されているケースがあります。類似物質のソルビン酸を落花生油《らっかせいあぶら》または水に溶かしてラット（実験用白ネズミ）に注射した実験では、注射したところにがんが発生しました。

✸ソルビン酸K（カリウム）［保存料／合成］、✸イーストフード［合成］、✸乳化剤［合成・天然］、✸加工デンプン［増粘剤／合成］、✸酸味料［合成］、✸香料［合成・天然］、✸増粘多糖類［増粘剤／天然］、✸グリシン［調味料／合成］、✸カロチノイド色素［着色料／天然］、●酢酸Na（ナトリウム）［pH調整剤／合成］、●カロチン色素［着色料／天然］、●ビタミンB_2［着色料／合成］、●ビタミンC［小麦粉改良剤／合成］

△

生うどん・生そば

添加物は圧倒的に少ない

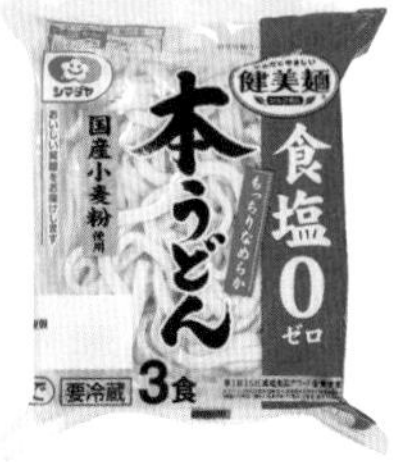

「カップうどんやカップそばとどう違うの？」という疑問をもつ人もいるかもしれませんが、その違いは、生であること以外に添加物の少なさです。

使われているのは、酸味料や加工デンプンなどと少なめ。酸味料は保存のために添加されていますが、クエン酸や乳酸などもともと食品にふくまれているものが多いので、それほど危険性はありません。ただし、具体名がわかりません。

グリシンは、アミノ酸の一種で、食べ物にふくまれており、とくに魚介類に多くふくまれています。動物実験では、中毒症状をおこすというデータもありますが、グリシンを成分としたサプリメントが売られ、問題はおこっていないので、人間にはほとんど害はないようです。

アルギン酸エステルは簡略名で、正しくはアルギン酸プロピレングリコールエステルといいます。海藻にふくまれる粘性物質のアルギン酸とプロピレングリコールを結合させたものです。これまでの動物実験では毒性はほとんど認められていません。ただし、アレルギー体質の人が摂取《せっしゅ》すると、皮膚発疹をおこすことがあります。

✸酸味料［合成］、✸加工デンプン［糊料／合成］、✸グリシン［調味料／合成］、✸アルギン酸エステル［糊料／天然］、●酒精［一般飲食物添加物］、●ポリグルタミン酸［増粘剤／天然］

△

生ラーメン
即席めんより添加物は少ないが

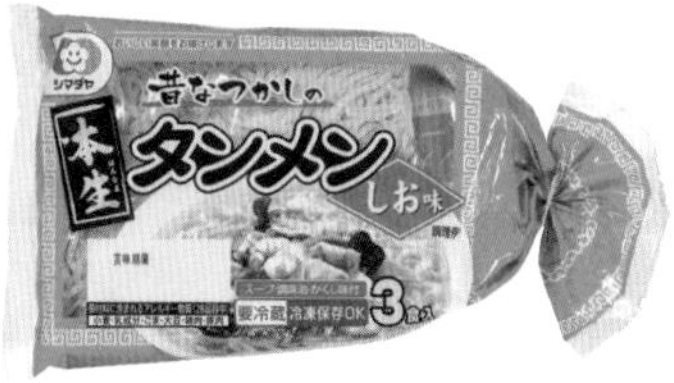

「袋入り即席めんとの違いは？」と問われたら、めんを油で揚げていないこと、添加物が少ない点をあげます。油で揚げていないので、有害な過酸化脂質ができることはありません。そのため酸化防止剤は使われていません。

めんにはかんすいやクチナシ色素、増粘多糖類などが使われています。かんすいは、ラーメン独特の香りや色を出すものです。それほど毒性は強くありませんが、敏感な人はにおいが気になったり、胸焼けをおこすことがあります。

クチナシ色素はクチナシの実から抽出した黄色い色素で、ラットに大量に投与した実験では、下痢や肝臓への悪影響が見られました。ただし添加物として微量使われている分にはそれほど問題ないでしょう。

増粘多糖類は、樹皮や海藻などから抽出したトロミ成分。添付のスープには、調味料（アミノ酸等）、カラメル色素、酸味料などが。残念ながら無添加の製品はまずないので、できるだけ添加物の少ないものを。タンメンはカラメル色素をふくまない製品もあります。

✱かんすい［合成］、✱加工デンプン［増粘剤／天然］、✱クチナシ色素［着色料／天然］、✱調味料（アミノ酸等）［合成］、✱カラメル色素［着色料／天然］、✱香料［合成・天然］、✱酸味料［合成］、●酒精［一般飲食物添加物］、●乳酸Na（ナトリウム）［pH調整剤／合成］、●キサンタンガム［増粘剤／天然］、●香辛料抽出物［天然］

△ 焼きそば

カラメル色素が気になる！

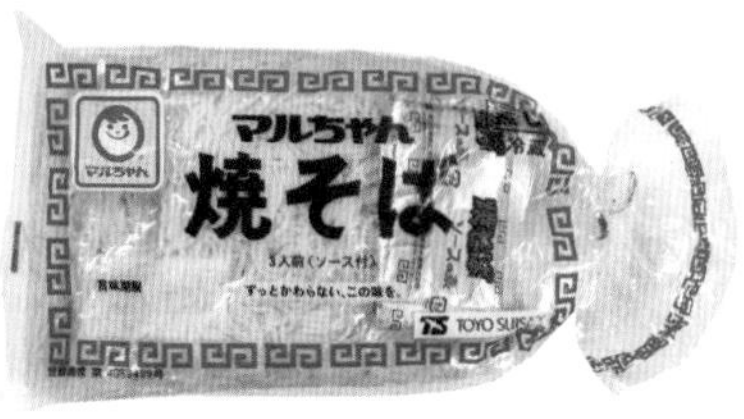

「家で焼きそばをつくる」というご家庭は少なくないでしょう。スーパーには、写真の「マルちゃん焼きそば」（東洋水産）やシマダヤの製品が並んでいます。カップ焼きそばに比べて添加物の数が少なく、焼きそば本来の味がします。しかし、残念なことにほとんどの製品のソースにカラメル色素が使われています。

カラメル色素は多くの食品に使われていますが、カラメルⅠとカラメルⅡには、発がん性のある4‐メチルイミダゾールはふくまれず、それほど問題ではありません。心配な人は、お客様センターに問い合わせて、Ⅰ～Ⅳのどれか聞いてみてください。私の経験では、たいてい教えてくれます。

あるいはソースのついていない焼きそばを買って、家で無添加のソースで味つけするとよいでしょう。ただし、製品によっては保存料のしらこたん白が添加されているので注意。しらこたん白は、魚の精巣から抽出されたものですが、動物実験で白血球や肝重量の減少をおこしたので、不安が残ります。

✹しらこたん白［保存料／天然］、✹調味料（アミノ酸等）［合成］、✹酸味料［合成］、✹カラメル色素［着色料／天然］、✹加工デンプン［増粘剤／合成］、✹香料［合成・天然］、●酒精［一般飲食物添加物］、●香辛料抽出物［天然］

△

シリアル

ビタミンやミネラルを強化

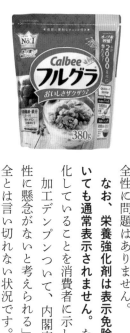

「朝食にはシリアルを食べている」という人も珍しくないでしょう。原材料にはオーツ麦やライ麦などが使われ、添加物の栄養強化剤によって、ビタミンCやビタミンE、鉄などの栄養が強化されているので、体によさそうです。しかし、加工デンプン、乳化剤、酸味料、香料なども添加されています。

栄養強化剤は、特定の栄養を強化するために添加されるもので、ビタミン類、アミノ酸類、ミネラル類があります。ビタミンA、ビタミンC、ビタミンB群などがよく使われます。もともと食べ物にふくまれている栄養成分なので、過剰に摂取《せっしゅ》しない限り、安全性に問題はありません。

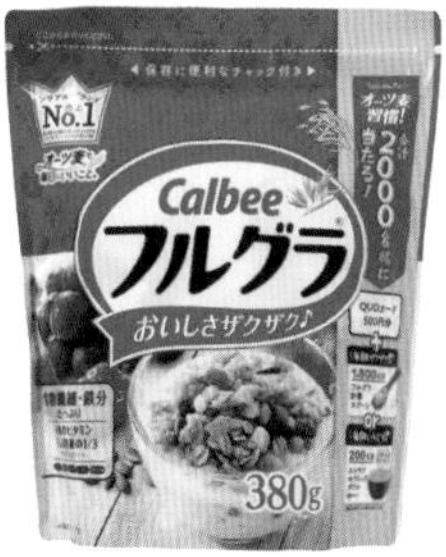

なお、栄養強化剤は表示免除になっているため、使われていても通常表示されません。ただし、メーカー側が栄養を強化していることを消費者に示したい場合は、表示されます。

加工デンプンついて、内閣府の食品安全委員会は、「安全性に懸念がないと考えられる」としていますが、すべてが安全とは言い切れない状況です。

✺加工デンプン［増粘剤／合成］、✺乳化剤［合成・天然］、✺酸味料［合成］、✺香料［合成・天然］、✺重曹（炭酸水素ナトリウム）［膨張剤／合成］、●グリセリン［合成］、●ビタミンE［栄養強化剤・酸化防止剤／合成］、●ビタミンA［栄養強化剤／合成］、●ビタミンB_2［栄養強化剤・着色料／合成］、●鉄［栄養強化剤／天然］、●ビタミンD［栄養強化剤／合成］、●パントテン酸Ca（カルシウム）［栄養強化剤／合成］、●ナイアシン［栄養強化剤／合成］、●ローズマリー抽出物［酸化防止剤／天然］

△

カレールウ・シチュールウ

合成甘味料入りは避けよう

「子どもがカレー好きだから」と、市販のルウを買っている人も多いと思います。しかし、カレー・シチューどちらにも、調味料（アミノ酸等）や酸味料、香料などが使われています。

調味料（アミノ酸等）は、L－グルタミン酸Naをメインにしたものです（化学調味料の項参照）。酸味料はクエン酸や乳酸など、もともと食品にふくまれているものが多く、毒性の強いものは見当たりません。ただし一括名表示のため、具体的に何が使われているのかわかりません。

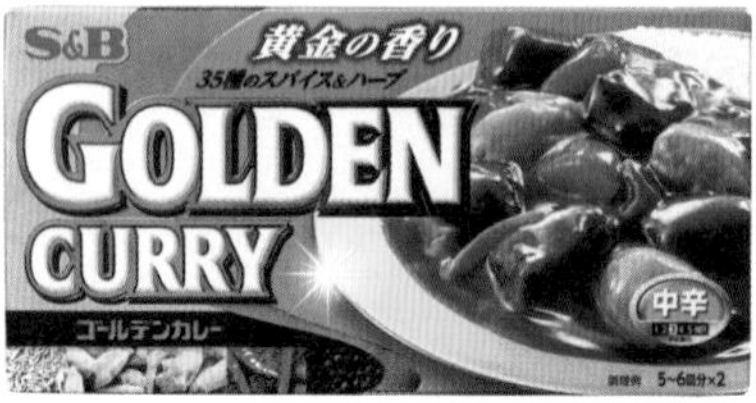

カレールウの場合、さらにカラメル色素が使われています。カラメルI～IVの4種類ありますが、カラメルIIIとIVには発がん性物質がふくまれています。しかし「カラメル色素」としか表示されていないため、どれなのかわかりません。不安な場合は、販売元のお客様センターに聞いてください。I～IVのどれかたいてい教えてくれます。**最近では、合成甘味料のスクラロースやアセスルファムKを添加した製品も出回っています。**これは避けるようにしてください。

✹スクラロース［甘味料／合成］、✹アセスルファムK（カリウム）［甘味料／合成］、✹調味料（アミノ酸等）［合成］、✹乳化剤［合成・天然］、✹酸味料［合成］、✹カラメル色素［着色料／天然］、✹香料［合成・天然］、●香辛料抽出物［天然］、●ビタミンC［酸化防止剤／合成］、●ビタミンE［酸化防止剤／合成・天然］

△

ミートボール・ハンバーグ

カラメル色素に不安が

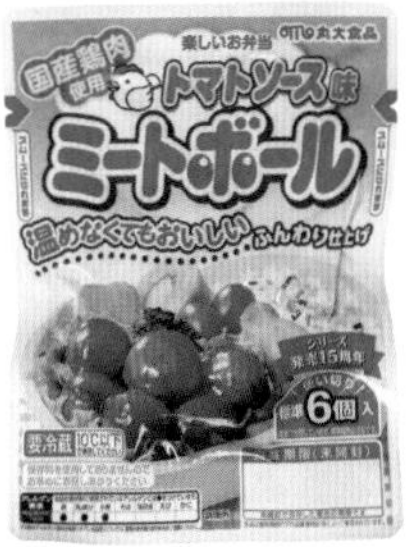

「ハムやウィンナーと同様に避けたほうがいい？」と不安を感じる人もいると思いますが、ハムやウィンナーと違って発色剤の亜硝酸Naは使われていません。ケチャップや醤油などで味つけしているので、色をあざやかに保つ必要がないからです。ただし、調味料（アミノ酸等）、加工デンプン、カラメル色素などが使われています。

加工デンプンは、デンプンに化学処理をして酢酸デンプンや酸化デンプンなどに変えたもの。11品目あり、内閣府の食品安全委員会は、「安全性に懸念がないと考えられる」としていますが、すべてが安全とは言い切れない状況です。

調味料（有機酸等）は、クエン酸Ca（カルシウム）やコハク酸などの酸をメインとしたものです。毒性の強いものは見当たりませんが、具体的に何が使われているのかわかりません。**またカラメル色素を使っている製品も少なくありません。**

なお、「イシイのおべんとクンミートボール」や「イシイのチキンハンバーグ」（石井食品）は添加物を使っていないので、お子さんにも安心して食べさせることができます。

✳調味料（アミノ酸等）［合成］、✳加工デンプン［増粘剤／合成］、✳調味料［有機酸等／合成］、✳カラメル色素［着色料／天然］

△ 魚肉ソーセージ

くん液の味が口に残る

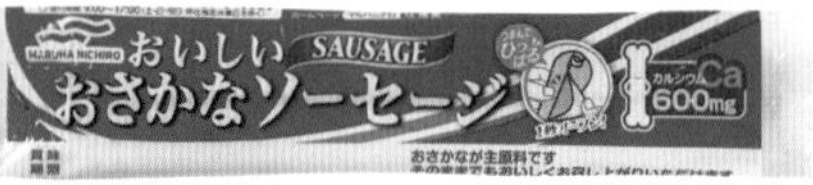

たらやほっけなどの魚肉を使った魚肉ソーセージ。「昔、よく食べていた」という年配の人も多いと思います。魚肉は、豚肉や牛肉と違って黒ずみにくいため、発色剤の亜硝酸Naは使われていません。

くん液は、サトウキビ、竹材、トウモロコシまたは木材を燃焼させて、その際に発生したガス成分を捕集し、または乾留《かんりゅう》して得られたものです。**スモークフレーバーともいい、主にハムやウィンナーソーセージなどに使われています。アメリカでも使用されていますが、日本では安全性についてほとんど調べられておらず、安全なのか不明です。**これが添加された食品を食べると、スモークされたような食べ物の味が口に残ります。

コチニール色素は、南米に生息するカイガラムシ科のエンジムシを乾燥させて、お湯または温めたエチルアルコールで抽出して得られただいだい色または赤紫色の色素で、カルミン酸ともいいます。コチニール色素を3％ふくむえさをラットに13週間食べさせた実験では、中性脂肪やコレステロールが増えました。摂《と》りすぎはよくないでしょう。

✳加工デンプン［糊料／合成］、✳調味料（アミノ酸等）［合成］、✳くん液［製造用剤／天然］、✳クチナシ色素［着色料／天然］、✳カロチノイド色素［着色料／天然］、✳コチニール色素［着色料／天然］、●炭酸Ca（カルシウム）［栄養強化剤／合成］、●香辛料抽出物［天然］、●ビタミンE［酸化防止剤／合成・天然］

△ サラダチキン
人気だが、危険なものも

「高たんぱくで低脂肪」ということで、人気のサラダチキン。しかし、添加物は問題ないのでしょうか?

まず調味料（アミノ酸等）が使われています。**L‐グルタミン酸Naをメインとしたものですが、添加しないと「売れない」と各企業は考えているようです。しかし、一度に摂《と》りすぎると、人によっては顔から腕にかけて熱さやしびれを感じたり、全身がだるくなることがあります。**

pH調整剤は、クエン酸や乳酸など35品目程度あります。食品の酸性度とアルカリ度を調整するものですが、保存性を高める働きもあります。毒性の強いものは見当たりませんが、どれが使われても「pH調整剤」という一括名しか表示されません。

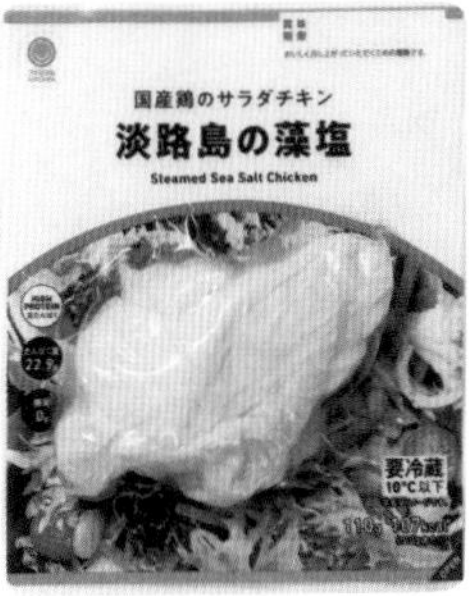

気を付けなければならないのは、スモークされたサラダチキンです。なぜなら、発色剤の亜硝酸Naが添加されているからです。

✷亜硝酸Na［発色剤／合成］、✷調味料（アミノ酸等）［合成］、✷pH調整剤［合成］、✷グリシン［調味料／合成］、✷香料［合成・天然］、●ビタミンC［酸化防止剤／合成］

△

レトルトカレー

カラメル色素をふくまない製品も売られている

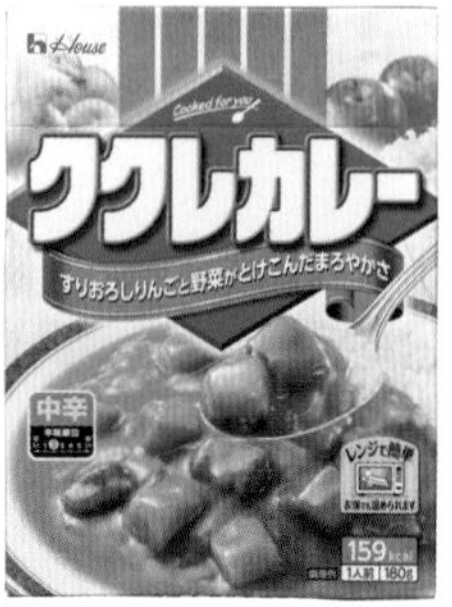

「忙しいときにはレトルトカレーを使う」という人も多いでしょう。レトルト食品のフィルムは、外層がポリエステル、中層がアルミ箔、食品と接する内装がポリエチレンまたはポリプロピレンの三層構造をしています。完全に外気を遮断できるので、缶詰と変わりありません。ですから、保存料や殺菌料を使う必要がないのです。

「それなら安心ね」と思うかもしれませんが、中身のカレーの味つけには必ずと言っていいほど調味料（アミノ酸等）が使われています。またカラメル色素や酸味料、香料なども使われています。

カラメル色素は、**カラメルⅠ～Ⅳの4種類ありますが、カラメルⅢとⅣには発がん性物質がふくまれています。しかし「カラメル色素」としか表示されないため、どれが使われているのかわかりません。**

そんなカラメル色素を摂《と》りなくないという人は、バターチキンカレーやグリーンカレーなどを選んでください。それらにはカラメル色素をふくまない製品が多いからです。

✳調味料（アミノ酸等）［合成］、✳カラメル色素［着色料／天然］、✳酸味料［合成］、✳香料［合成・天然］、✳加工デンプン［増粘剤／合成］、●パプリカ色素［着色料／天然］、●香辛料抽出物［天然］、●乳酸Ca（カルシウム）［栄養強化剤／合成］

△ パスタソース

カルボナーラやナポリタンは要注意

スパゲッティには、「レトルトのパスタソースを使う」という人も多いと思います。なにしろ簡単ですから。しかしいずれの製品にも、L‐グルタミン酸Naをメインにした調味料（アミノ酸等）が使われています。一度食べただけで、脳に記憶されるような〝濃い〟味を出せるからでしょう。

パスタソースは、明太子・たらこ系、ミート系、ハム・ベーコン・ソーセージ系などに分類できます。市販の明太子やたらこには発色剤の亜硝酸Naやタール色素が使われていますが、一般にパスタソースに使われている明太子やたらこには、亜硝酸Naもタール色素も使われていません。ベニコウジ色素やパプリカ色素などで色を付けているのです。

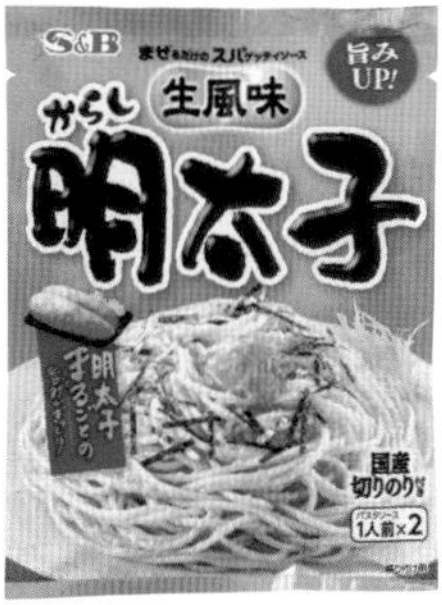

しかし、カルボナーラやナポリタンなどのハムやソーセージが入った製品の場合、それらに亜硝酸Naが添加されています。そのため原材料名に、「発色剤（亜硝酸Na）」という文字が。パスタソースはさまざまな種類があるので、原材料名をよく見て危険な添加物をふくんでいない製品を選ぶようにしてください。

✸亜硝酸Na（ナトリウム）［発色剤／合成］、✸リン酸塩（Na）［結着剤／合成］、✸調味料（アミノ酸等）［合成］、✸加工デンプン［増粘剤／合成］、✸ベニコウジ色素［着色料／天然］、✸パプリカ色素［着色料／天然］、✸香料［合成・天然］、✸カロチノイド色素［着色料／天然］、●タマリンドシードガム［増粘剤／天然］、●香辛料抽出物［天然］

△ コンビニサラダ

比較的安心して食べられる

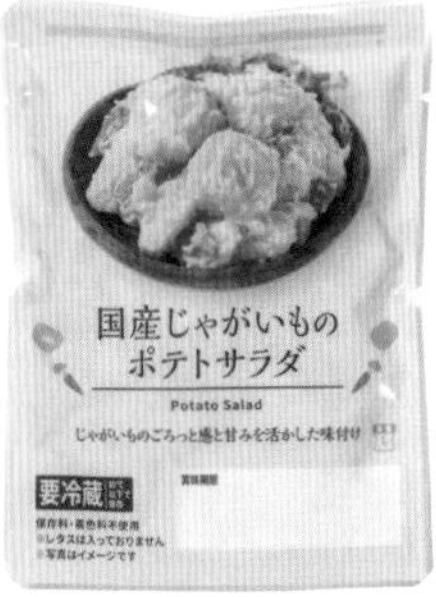

「コンビニサラダをよく買っている」という人は少なくないでしょう。そのまますぐ食べられるので、とても便利です。ポテトサラダ、かぼちゃサラダ、マカロニサラダなど各種あります。しかし、添加物が気になるところ。

ただし、それほど添加物は多くはありません。ポテトサラダの場合、調味料（アミノ酸等）、増粘剤のキサンタンガム、香辛料抽出物、グリシンなどです。キサンタンガムは、ある種の細菌の培養液から抽出した多糖類で、人間にあたえたところでは、悪影響は見られず、コレステロールが減りました。グリシンはアミノ酸の一種で、うまみを出すとともに、保存性を高めます。

かぼちゃサラダでは、調味料（アミノ酸等）のほか、加工デンプンや増粘剤のグァーガムなどが使われています。**グァーガムは、マメ科グァーの種子から得られた多糖類ですが、喘息をおこすとの報告があります。**

なお、マカロニサラダには、ハムが入っているので、買わないほうがよいでしょう。

✸亜硝酸Na（ナトリウム）［発色剤／合成］、✸調味料（アミノ酸等）［合成］、✸グリシン［調味料／合成］、✸リン酸塩（Na）［結着剤／合成］、✸加工デンプン［増粘剤／合成］、✸クチナシ色素［着色料／天然］、✸ベニコウジ色素［着色料／天然］、●キサンタンガム［増粘剤／天然］、●香辛料抽出物［天然］

△

ふりかけ

便利な製品には裏がある

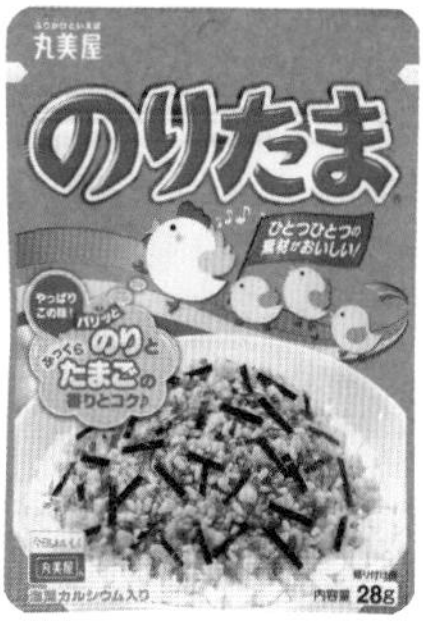

「おかずが足りないときに、とても便利」というふりかけ。乾燥した製品なので、保存料は使われていません。しかし、調味料（アミノ酸等）、カロチノイド色素、カラメル色素などが使われています。

カロチノイド色素は、動植物にふくまれる黄・だいだい・赤を示す色素の総称です。パプリカ色素やトマト色素、アナトー色素、ニンジンカロテン、β《ベータ》-カロチン、クチナシ黄色素などさまざまな種類があります。**カロチノイド色素の多くは安全性に問題はありませんが、その一種のクチナシ黄色素は多少問題があります。クチナシ黄色素は、クチナシの実から得られた黄色い色素ですが、ラットに大量に投与した実験で下痢をおこしたほか、肝臓の出血、および肝細胞の変性と壊死《えし》が見られました。**したがって、カロチノイド色素がすべて安全とはいえません。

なお、最近では合成甘味料のスクラロースをふくむふりかけ製品も売りだされているので、それは避けるようにしてください。

✹スクラロース［甘味料／合成］、**✹調味料（アミノ酸等）**［合成］、**✹ステビア**［甘味料／天然］、**✹カロチノイド色素**［着色料／天然］、**✹カラメル色素**［着色料／天然］、**✹酸味料**［合成・天然］、**✹香料**［合成・天然］、**●ビタミンE**［酸化防止剤／合成］

△

佃煮

けっこう気になる成分が入っている

江戸時代に、東京湾の佃島でつくられていたのが、その名の由来の佃煮。のり、こんぶ、小魚などを醤油と砂糖で煮つめ、塩分濃度を高めて保存性を高めています。ですから、保存料は使われていません。しかし、調味料（アミノ酸等）、カラメル色素、安定剤のタマリンド、増粘多糖類、甘味料のカンゾウなどが使われています。

タマリンド（タマリンドシードガム、タマリンドガム）は、マメ科のタマリンドの種子から、湯またはアルカリ性水溶液で抽出して得られた「増粘多糖類」の一種です。ちなみに、**タマリンドは中央アフリカに生える植物で、その実やさやは食用に利用されています。急性毒性は弱いのですが、マウスに5%のタマリンドシードガムをふくむえさを78週間あたえた実験では、体重の増え方が悪くなり、肝臓がふつうよりも重くなりました。**ただし、病理学的な変化は見られず、がんも発生しませんでした。もともと食用に利用されている実から得られた多糖類なので、「食べてもいい」添加物としました。カンゾウは、マメ科の甘草から抽出した甘味成分で、それほど心配はありません。

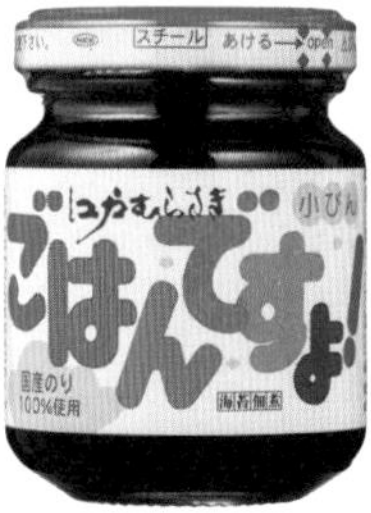

調味料（アミノ酸等）［合成］、カラメル色素［着色料／天然］、酸味料［合成］、増粘多糖類［増粘剤／天然］、●タマリンド［安定剤／天然］、●カンゾウ（甘草）［甘味料／天然］

△ 即席味噌汁・カップスープ

エキスが使われ、添加物は少ない

即席味噌汁は、まさしく日本人の知恵といえます。「簡単にけっこうおいしい味噌汁ができる」と、気に入っている人もいるでしょう。味噌のほか、こんぶエキス、かつおエキス、酵母エキス、調味料（アミノ酸等）、クエン酸などが使われています。

「エキスって、何？」という疑問の声も。文字どおり、こんぶやかつおなどを煮だすことで得られるエキス分であり、添加物ではなく、食品に分類されています。**その製造法や内容は秘密のベールに包まれていますが、製造の際に使われた添加物が残っていないのか、気になるところ。**添加物が使われ、それがエキスにも残留して効果を発揮する場合、表示する決まりになっています。

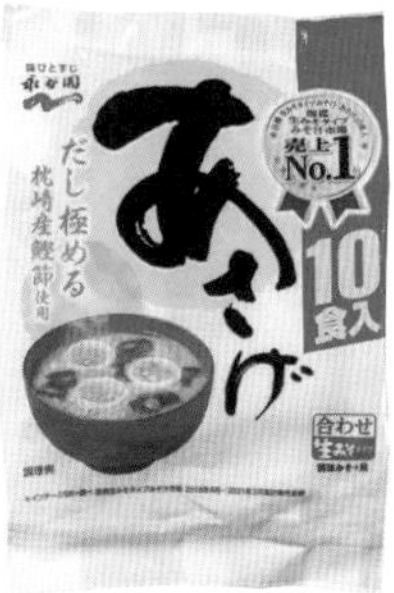

カップスープも便利ですが、同様に各種のエキス類、デキストリン、調味料（アミノ酸等）、膨張剤などが使われています。デキストリンは、ぶどう糖がいくつも結合したもので、食品に分類されており、安全性に問題はありません。即席味噌汁もカップスープも、意外に添加物の少ない製品が多くなっています。

✸調味料（アミノ酸等）［合成］、✸膨張剤［合成］、●酒精（エチルアルコール）［一般飲食物添加物］、●ビタミンE［酸化防止剤／合成］、●クエン酸［酸味料／合成］

△

ちくわ・さつま揚げ

保存料の代わりの添加物とは？

「おでんのちくわやさつま揚げが好き」という人は多いでしょう。これらには、以前は保存料のソルビン酸が使われていましたが、いまはほとんど使われていません。

ただし、調味料（アミノ酸等）、加工デンプン、pH調整剤、調味料（無機塩等）などが添加されています。pH調整剤は、クエン酸や乳酸など35品目程度あります。食品の酸性度とアルカリ度を調整するものですが、保存性を高める働きもあります。

調味料（無機塩等）は、塩化Kやリン酸Na、リン酸Kなど、リン酸をふくむものが多くなっています。リン酸を多く摂《と》りすぎると、カルシウムの吸収が悪くなって、骨が弱くなる心配があります。

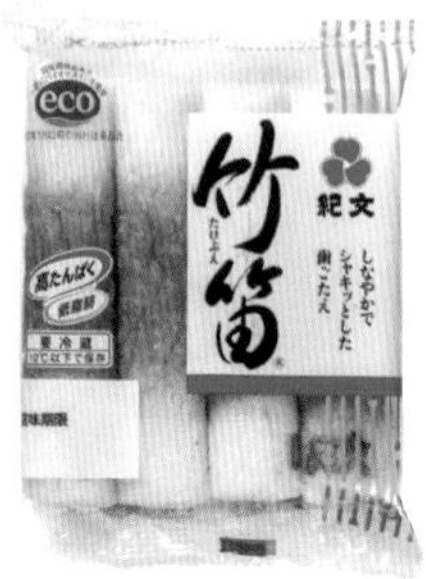

なかには、ポリグルタミン酸を添加した製品があります。これは納豆菌の培養液から分離して得られたもので、その由来から安全性に問題はないと考えられます。

また、貝Caを添加した製品もあります。貝殻から得られたもので、添加物として微量使われている分には、安全性に問題はないと考えられます。

✹調味料（アミノ酸等）［合成］、✹加工デンプン［増粘剤／合成］、✹pH調整剤［合成］、✹調味料［無機塩等］、●ポリグルタミン酸［増粘剤／天然］、●貝Ca（カルシウム）［製造用剤／天然］、●ソルビトール［甘味料／合成］

△ こんにゃく・しらたき

それほど問題はない……と考えられる

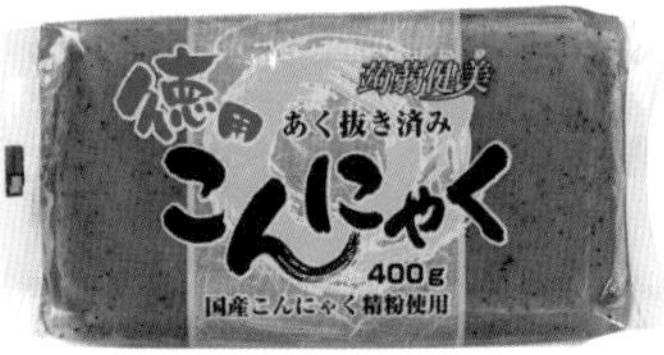

おでんに欠かせないこんにゃく、そしてすき焼きに欠かせないしらたき。「ダイエットのために食べている」という人もいるでしょう。いずれも、こんにゃく芋を粉状にして水で溶いて、凝固剤の水酸化Caを添加して固めたものです。

ちなみに、こんにゃくやしらたきはグルコマンナンという独特の食物繊維をたくさんふくんでいて、消化吸収されにくいためダイエット食としても利用されているのです。

水酸化Caは消石灰《しょうせっかい》ともいい、石灰石や大理石などの天然炭酸Caを焼いて、水を加えてつくります。その意味では、天然物に近いものです。**しかし、ウサギの目に点眼した実験では、強い刺激性があり、その後ほとんど回復が見られませんでした。**口から入った場合どうなるかはわかりませんが、これまでこんにゃくを食べて胃や腸が刺激を受けたという話は聞いたことがないので、添加物として微量使われている分には、それほど問題はないでしょう。

✹水酸化Ca（カルシウム）［製造用剤（凝固剤）／合成］

△ 冷凍食品（唐揚げやコロッケなど）

揚げ物は油の酸化に要注意！

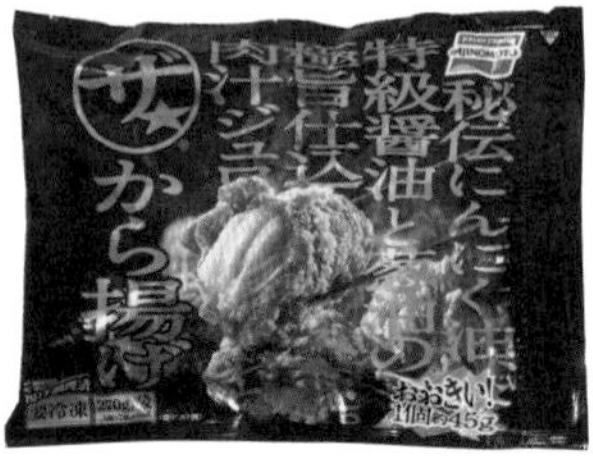

「冷凍食品は、いつまでも悪くならないの？」という疑問をもつ人もいるでしょう。低い温度に保たれていれば、腐ることはありません。しかし、中の食品が酸化して変質するので、賞味期限は限られてきます。**とくに唐揚げやコロッケなどの揚げ物は、酸化して有害な過酸化脂質ができ、人によっては下痢をおこすこともあるので、注意が必要です。**

唐揚げやコロッケ、餃子、ピラフなどさまざまな冷凍食品がありますが、保存料は使われていません。しかし、たいてい調味料（アミノ酸等）が使われています。L－グルタミン酸Naをメインにしたものです。また揚げ物には、膨張剤の重曹（炭酸水素Na）がよく使われています。重曹の量が多いと、口に違和感を覚えることがあります。

このほか、加工デンプン、酸味料、トレハロースなどが使われることが多くなっています。トレハロースは、ぶどう糖が2つ結合した二糖類で、キノコやえびなどにもふくまれる糖アルコールなので、問題ありません。

✴加工デンプン［増粘剤／合成］、✴調味料（アミノ酸等）［合成］、✴膨張剤（ベーキングパウダー）［合成］、✴重曹（炭酸水素ナトリウム）［膨張剤／合成］、✴酸味料［合成］、✴乳化剤［合成・天然］、✴香料［合成・天然］、✴増粘多糖類［増粘剤／天然］、✴カラメル色素［着色料／天然］、✴カロチノイド色素［着色料／天然］、✴紅麹色素［着色料／天然］、✴グリシン［調味料／合成］、●酢酸Na（ナトリウム）［酸味料／合成］、●キサンタンガム［増粘剤／天然］、●トレハロース［製造用剤／天然］、●パプリカ色素［着色料／天然］、●香辛料抽出物［天然］、●環状オリゴ糖［製造用剤／天然］

△ 冷凍食品（ギョーザやハンバーグなど）

危険な添加物はふくまれないが……

写真の味の素の「新ギョーザ」が売り上げトップで、それに「大阪王将　パリッと羽根つき餃子」（イートアンドフーズ）が必死に対抗している感じです。違いは前者には、調味料（アミノ酸等）が使われていますが、後者には使われていません。調味料（アミノ酸等）は、化学調味料の「味の素」とほぼ同じなので、イートアンドフーズは意地でもそれを使わないのかもしれません。

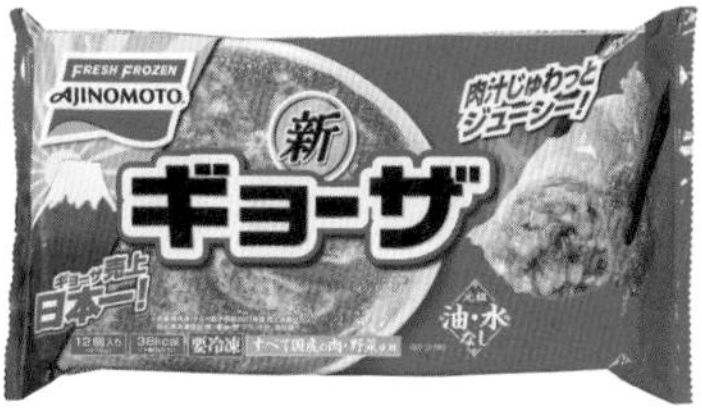

増粘剤のアルギン酸エステルは、正しくはアルギン酸プロピレングリコールエステルといいます。こんぶやワカメなどにふくまれる粘性物質のアルギン酸と、溶剤のプロピレングリコールを結合させたもの。**動物実験では毒性はほとんど認められていませんが、アレルギー体質の人が摂取《せっしゅ》すると、皮膚発疹をおこすことがあります。**

アルギン酸Naは、アルギン酸とナトリウムを結合させたものです。

カラメル色素やピロリン酸Naは、ハンバーグに使われています。リン酸を多く摂《と》っているとカルシウムの吸収が悪くなります。

✺調味料（アミノ酸等）［合成］、✺加工デンプン［合成］、✺乳化剤［合成・天然］、✺増粘多糖類［天然］、✺pH調整剤［合成］、✺カゼインNa（ナトリウム）［糊料／合成］、✺アルギン酸エステル［安定剤／合成］、✺グリシン［調味料／合成］、✺膨張剤［合成］、✺カラメル色素［着色料／天然］、✺ピロリン酸Na（ナトリウム）［結着剤／合成］、●クエン酸Na（ナトリウム）［調味料／合成］、●アルギン酸Na（ナトリウム）［糊料／合成］、●塩化Ca（カルシウム）［栄養強化剤／合成］、●香辛料抽出物［天然］

△ チーズ

買うならナチュラルチーズのほうを

「ナチュラルチーズとプロセスチーズって、どう違うの?」と疑問に思う人もいるでしょう。牛乳ややぎの乳に乳酸菌やレンネットという酵素を加えて、発酵させたものがナチュラルチーズ。それを何種類か集めて溶かし、乳化剤で成形したのが、プロセスチーズです。

この際に使われる乳化剤は、通常の食品に使われているものとは違います。クエン酸Caやポリリン酸Naなど23品目が認められていて、それらからピックアップして使われます。しかし、どれが使われても「乳化剤」としか表示されません。

これらの乳化剤のなかには、動物実験で腎臓障害をおこしたり、尿細管に炎症をおこすものもあるので、やや不安があります。

ナチュラルチーズには乳化剤は使われておらず、通常そのほかの添加物も使われていないので、そちらを買いもとめたほうがよいでしょう。ただし、中にはpH調整剤を添加したものもあるので、原材料名をよく見るようにしてください。

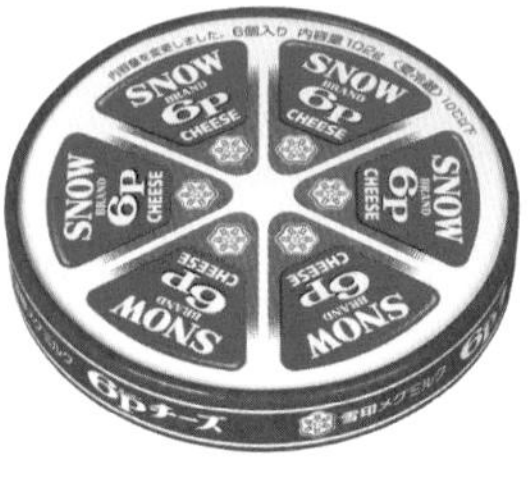

✻乳化剤［合成］、✻pH調整剤［合成］

△ ジャム
酸味料さえ入っていなければ

「手づくりのジャムとは、どこか違う」――市販のいちごジャムやりんごジャムを食べた人は、こう感じると思います。家でつくるときは、いちごなどを煮てつぶし、砂糖を加えてできあがり。しかし市販の製品には必ずと言っていいほど、ゲル化剤のペクチンが添加されています。さらに酸味料やクエン酸Naなども添加されています。

市販のジャムをスプーンですくうと、プルプルしています。こうした状態にするのがゲル化剤で、ペクチンがよく使われています。ただしペクチンは、もともと果実にふくまれる多糖類なので、心配はありません。

しかし、**酸味をつけたり保存性を高めるために添加されている酸味料は、具体名が表示されていないので、その点が不安です。**

クエン酸Naは、味つけや保存の目的で使われていますが、クエン酸にNa（ナトリウム）を結合させたもので、ほとんど心配はありません。

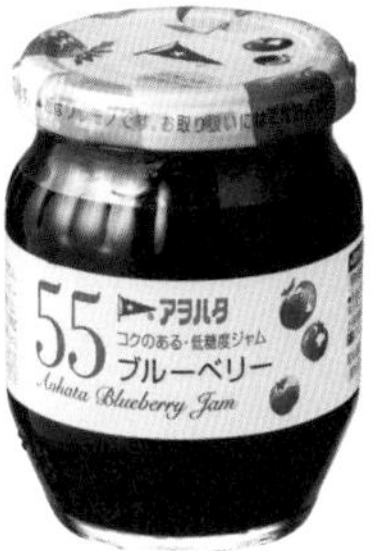

✹酸味料［合成］、●ペクチン［ゲル化剤・増粘剤／天然］、●クエン酸Na（ナトリウム）［酸味料・調味料／合成］

△

ピーナッツクリーム・チョコレートクリーム

香料が何か表示してほしい

食パンには、「ピーナッツクリームをぬって食べている」という人もいるでしょう。あるいはチョコレートクリームが好きという人もいるかもしれません。

これらはそれほど添加物は多くなく、酸味料、乳化剤、香料、増粘多糖類、酸化防止剤のビタミンEとCなどです。写真は昔から売られている「ソントン　ピーナッツクリーム」ですが、香料、酸味料、増粘多糖類のみ。「ソントン　チョコレートクリーム」は、さらに乳化剤が加わります。

ほかの製品では、酸化防止剤のビタミンEとCが添加されているケースがあります。ビタミンEは栄養素の一つであり、化学的に合成されたものと、大豆やヒマワリなどの植物から抽出されたものがあります。どちらも安全性に問題はありません。ビタミンCは化学的に合成されたものですが、もともとレモンやいちごなどに多くふくまれるもので、これも問題なし。

ただし、香料が添加されていて、何が使われているのか不明なので、その点が気がかりです。

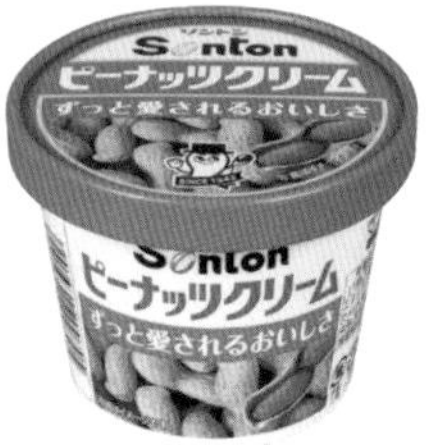

✳香料［合成・天然］、✳酸味料［合成］、✳増粘多糖類［天然］、✳乳化剤［合成・天然］、●ビタミンE［酸化防止剤／合成・天然］、●ビタミンC［酸化防止剤／合成］

△ チョコレート
最近は合成甘味料入りも

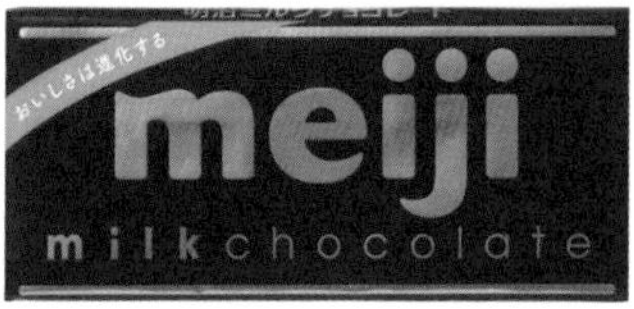

子どもから大人まで、みんな「大好き」なチョコレート。原料はカカオマスやココアバターですが、これらを均一に混ぜるために乳化剤が使われています。

乳化剤は、油と水など混じりにくいものを混じりやすくする添加物で、合成の乳化剤は12品目あり、そのうちの5品目は食品成分か、それに近いものなので問題ありません。しかし、そのほかは不安な面があります。また「乳化剤」としか表示されないので、何が使われているのかわかりません。

なお大豆から抽出された天然のレシチンが、乳化剤としてよく使われています。大豆にふくまれる脂質の一種なので心配ありませんが、大豆アレルギーの人は注意してください。

このほか、**香料が使われています。香料は、合成が約160品目、天然が約600品目もあり、合成香料の中には危険なものもありますが、「香料」としか表示されないので、何が使われているのか不明。**最近ではロッテの「ゼロ（ZERO）」のように合成甘味料のアスパルテームやスクラロースを使った製品も少ないながらあるので、注意してください。

✸アスパルテーム・L-フェニルアラニン化合物［甘味料／合成］、✸スクラロース［甘味料／合成］、✸香料［合成・天然］、✸乳化剤［合成・天然］、✸増粘多糖類［増粘剤／天然］、✸カロチノイド色素［着色料／天然］、●レシチン［乳化剤／天然］、●ビートレッド［着色料／天然］

△

チョコ菓子

カラメル色素入りかどうか

「子どもがチョコ菓子が大好きで」というお母さんもいるでしょう。明治の「きのこの山」や「たけのこの里」、ロッテの「コアラのマーチ」などが代表的ですが、多少違いがあります。

「きのこの山」と「たけのこの里」の添加物は、乳化剤と膨張剤と香料のみですが、「コアラのマーチ」には、ほかにカラメル色素が使われています。カラメル色素は、カラメルⅠ、カラメルⅡ、カラメルⅢ、カラメルⅣがあり、カラメルⅢとカラメルⅣには、4-メチルイミダゾールという発がん性物質がふくまれています。本来ならⅠ～Ⅳのどれを使っているのか表示すべきなのですが、食品企業は「カラメル色素」としか表示せず、消費者庁もそれを認めているのです。

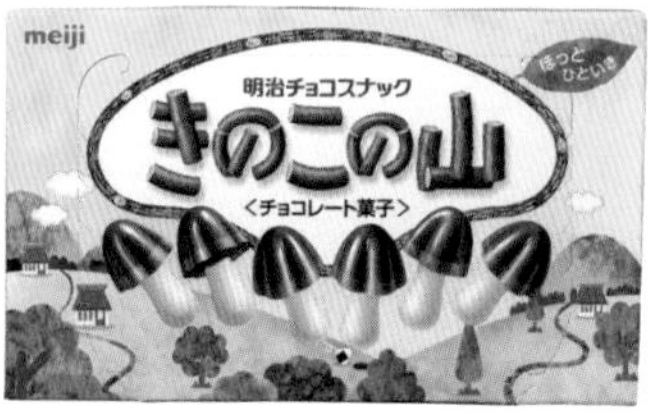

膨張剤は、炭酸水素Na（重曹）や炭酸水素アンモニウムなど40品目程度あり、一番よく使われているのは炭酸水素Naです。膨張剤が使われた食品を食べると、人によっては、口に違和感を覚えたり、胃部不快感を覚えることもあります。

✵乳化剤［合成・天然］、✵膨張剤［合成］、✵香料［合成・天然］、✵カラメル色素［着色料／天然］、✵重曹（炭酸水素ナトリウム）［膨張剤／合成］、✵イーストフード［合成］、●炭酸Ca（カルシウム）［栄養強化剤／合成］

△

クッキー・ビスケット

刺激の強い香料に注意！

小麦粉や卵、バターなどからつくられるクッキーやビスケットは、栄養価が高いので、「食事代わりに食べている」という人もいるでしょう。しかし、膨張剤が必ず使われ、ほかに香料、乳化剤、着色料なども使われています。

膨張剤は数が多く、中にはミョウバン（硫酸アルミニウムK）のように多く摂《と》ると胃に炎症をおこすものがあります。また、ミョウバンはアルミニウムをふくんでいますが、動物実験で、アルミニウムを多量に摂《と》ると、神経系に悪影響が出ることも指摘されています。

乳化剤は、油と水を混じりやすくするために使われます。「大豆由来」とある場合、大豆から抽出されたレシチンと考えられます。レシチンは問題ありません。

このほか香料が使われていますが、**製品によっては刺激性の強いものが使われていることがあります。その刺激が鼻や舌（香料は味にも影響している）に残り、不快な感じを覚えることもありますので、注意してください。**

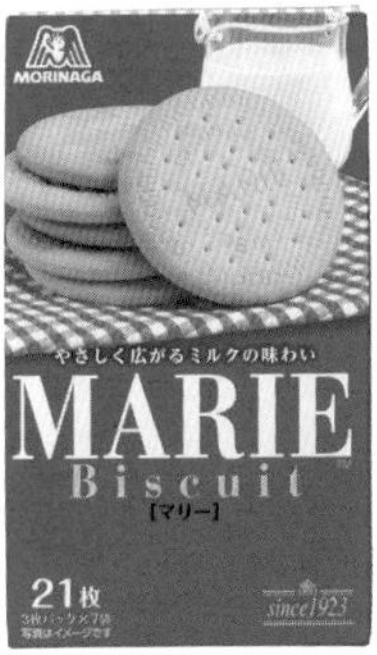

膨張剤［合成］、香料［合成・天然］、乳化剤［合成・天然］、カロテン色素［着色料／天然］

△ アイスクリーム

乳化剤が怪しい！

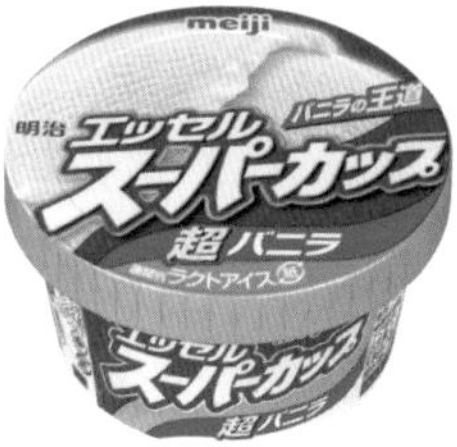

「冷たくて、甘くて、とろける感じがたまらない」というアイスクリーム。主な原材料は、牛乳と乳製品（クリームや脱脂乳、脱脂粉乳など）ですが、機械で大量に生産するために、乳化剤、増粘多糖類、香料などが添加されています。乳化剤は、水と油など混じりにくい液体を混じりやすくするためのものです。

合成添加物の乳化剤は、グリセリン脂肪酸エステル、ショ糖脂肪酸エステル、ソルビタン脂肪酸エステル、ステアロイル乳酸Ca、ステアロイル乳酸Na、オクテニルコハク酸デンプンNa、クエン酸エチル、プロピレングリコール脂肪酸エステル、ポリソルベート20、ポリソルベート60、ポリソルベート65、ポリソルベート80があります。

前の5品目はもともと食品にふくまれているか、それに近い成分なので、安全性にほとんど問題はありません。しかし、**残りの品目については、安全性に問題がないとはいえません。**とくにポリソルベート60とポリソルベート80については、動物実験の結果から発がん性が疑われています。なお、最近は合成甘味料のアセスルファムKやスクラロースを使った製品があるので注意！

✸アセスルファムK［甘味料／合成］、✸スクラロース［甘味料／合成］、✸乳化剤［合成・天然］、✸増粘多糖類［増粘剤・安定剤／天然］、✸加工デンプン［増粘剤／合成］、✸香料［合成・天然］、✸カラメル色素［着色料／天然］、✸膨張剤［合成］、●セルロース［安定剤／一般飲食物添加物］、●アナトー色素［着色料／天然］

△

スナック菓子

肥満児がつくられた一因か

カルビーの「じゃがりこ」に代表されるスナック菓子。ポテトチップスやコーンスナックなど、子どもも大人も大好きでしょう。しかし、L-グルタミン酸Naをメインにした調味料（アミノ酸等）がタップリ添加されているので、食べすぎは要注意です。また、食べすぎると食塩やカロリーの過《か》剰《じょう》摂取《せっしゅ》となり、肥満や高血圧をまねくことになります。

「最近、太った子どもが多い」と感じることがよくありますが、その一因はスナック菓子にあるのではないでしょうか。さらに製品によっては、天然甘味料のステビアが添加されています。このほか香料、加工デンプン、カラメル色素、重曹（炭酸水素Na）、酸味料なども。中には合成甘味料のアセスルファムKを添加した製品もあります。

重曹は膨張剤の一種で、胃腸薬としても使われていますが、添加量が多いと、舌に違和感を覚えることがあります。購入の際には添加物のなるべく少ない製品を選ぶようにしてください。

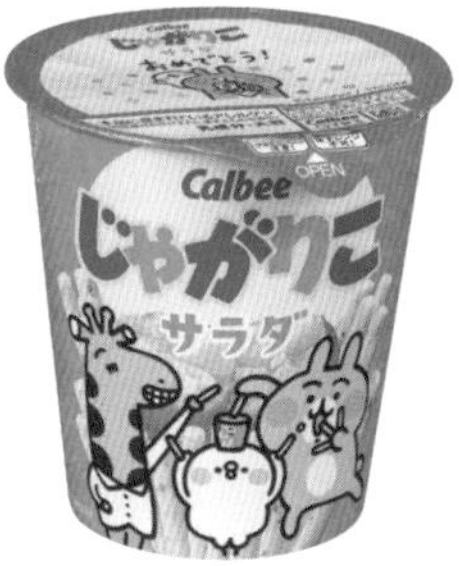

✷アセスルファムK（カリウム）、✷調味料（アミノ酸等）［合成］、✷乳化剤［合成・天然］、✷香料［合成・天然］、✷ステビア［甘味料／天然］、✷酸味料［合成］、✷カラメル色素［着色料／天然］、✷重曹（炭酸水素Na）［膨張剤／合成］、✷加工デンプン［増粘剤／合成］、✷酸味料［合成］、✷調味料（無機塩等）［合成］、●パプリカ色素［着色料／天然］、●ビタミンC［酸化防止剤／合成］、●ビタミンE［酸化防止剤／合成］、●香辛料抽出物［天然］

△ プリン

おいしそうな食感は添加物で演出

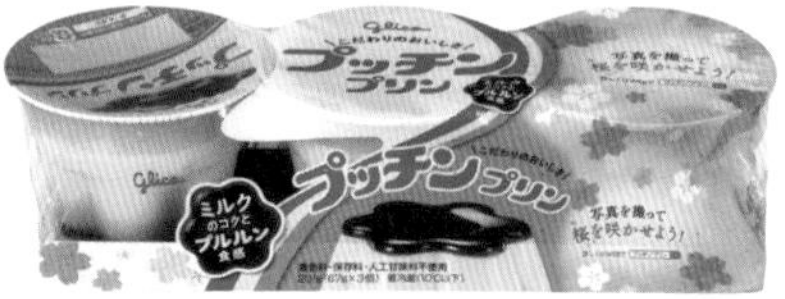

「プリンが嫌いだ」という子どもは少ないようです。あの甘くてぷるんとした食感がたまらないのでしょう。しかし、**その独特の食感は乳と卵だけでなく、ゲル化剤（糊料）の増粘多糖類によってつくり出されているのです。**

増粘多糖類は、樹皮や海藻などから抽出したトロミ成分。これを添加したほうがつくりやすく、お金もかからないのでしょう。

増粘多糖類は30品目ほどあって、中には安全性に不安のあるものもあります。しかし、なぜか2品目以上使うと、具体名ではなく「増粘多糖類」と表示すればよいのです。

ほかに、香料、乳化剤、酸味料、カラメル色素、カロテン色素なども添加されています。カロテン色素は、植物から抽出された黄またはだいだい色の色素で問題はありません。

なお、少ないながら合成甘味料のスクラロースやアセスルファムKが添加された製品もあるので、注意してください。

スクラロース［甘味料／合成］、アセスルファムK（カリウム）［甘味料／合成］、増粘多糖類［ゲル化剤・糊料／天然］、香料［合成・天然］、乳化剤［合成］、カラメル色素［着色料／天然］、酸味料［合成］、カロチノイド色素［着色料／天然］、pH調整剤［合成］、カゼインNa（ナトリウム）［糊料／合成］、メタリン酸Na（ナトリウム）［品質改良剤／合成］、カロテン色素［着色料／天然］、ビタミンC［酸化防止剤／合成］

△ あめ・キャンディ

強烈なにおいのものは避けよう

「口さびしいときには、あめをなめる」という人が多いようです。しかし、なめすぎると糖分をたくさん摂《と》ることになり、虫歯になりやすくなるので注意してください。また、製品にもよりますが、香料、着色料、酸味料、甘味料などが添加されています。

香料は、合成のものは160品目くらいあって、いくつ使っても「香料」としか表示されません。毒性の強いものもありますが、何が使われているのかわからないので不安です。**あまりにも強烈なにおいの製品は、人によっては気分が悪くなることがあるので避けたほうがよいでしょう。**着色料は、ほとんどが天然系のものです。

さらに天然甘味料のステビアを添加している製品もあります。動物実験では、オスの精巣に悪影響が見られていますので、できれば避けたほうがよいでしょう。

またダイエット甘味料のアスパルテームを添加した製品も。脳腫瘍をおこすとの指摘や動物実験で白血病やリンパ腫が発生しているので、避けるようにしてください。

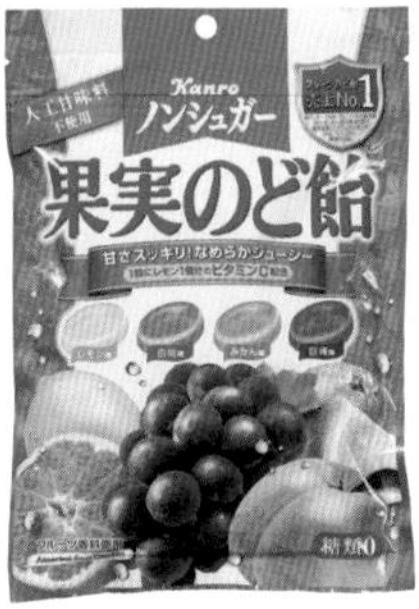

✷アスパルテーム・L-フェニルアラニン化合物［甘味料／合成］、✷香料［合成・天然］、✷酸味料［合成］、✷乳化剤［合成・天然］、✷ステビア［甘味料／天然］、✷クチナシ色素［着色料／天然］、✷カラメル色素［着色料／天然］、✷カロチノイド色素［着色料／天然］、✷ウコン色素（ターメリック色素）［着色料／天然］、✷ベニバナ色素［着色料／天然］、✷重曹（炭酸水素ナトリウム）［膨張剤／合成］、●パプリカ色素［着色料／天然］、●野菜色素［着色料／天然］、●ビタミンC［栄養強化剤／合成］

△

グミ

刺激的なにおいの製品は避けよう

「歯ごたえがあっておいしい」と、グミを食べている人もいるでしょう。グミにはゼラチンがふくまれていて、それが独特の噛みごたえを出しているのです。

グミは各社からさまざまな製品が売り出されていますが、代表的な明治の「果汁グミぶどう果汁100」は、刺激的な香料が使われていて、鼻をつくツンとしたにおいがします。以前「子どもが果汁グミを食べたら、おしっこがにおった」というお母さんの話を聞いたことがあります。香料が分解されずに尿に混じってしまうようです。

刺激性の強い香料の場合、人によっては、そのにおいで気分が悪くなることがあるので、避けたほうがよいでしょう。

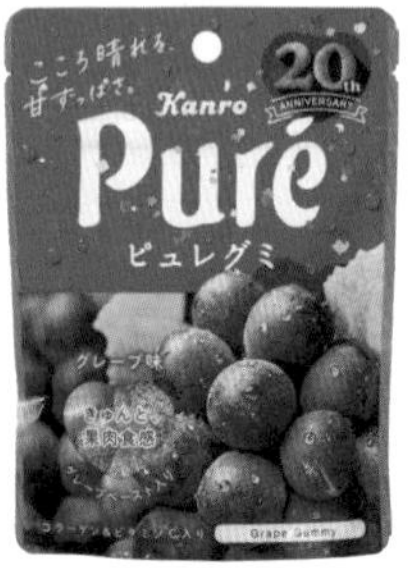

一方、カンロの「ピュレグミ」は〈グレープ味〉も〈レモン味〉もそれほど刺激的なにおいではないので、気分が悪くなるということはないでしょう。それらにふくまれるペクチンはリンゴやサトウダイコンなどから得られた多糖類で、安全性に問題はありません。

✳香料［合成・天然］、✳酸味料［合成］、✳光沢剤［天然］、✳ベニバナ色素［着色料／天然］、✳クチナシ色素［着色料／天然］、●ペクチン［増粘剤・ゲル化剤／天然］、●炭酸Ca（カルシウム）［栄養強化剤／合成］、●ブドウ色素［着色料／天然］、●ビタミンC［栄養強化剤・酸化防止剤／合成］、●野菜色素［着色料／天然］

△

せんべい
昔ながらの味つけではない

日本古来のお菓子、せんべい。「あの香りと味が好き」という人も多いと思います。しかし、残念ながらあの味は〝古来〟の味ではないのです。L－グルタミン酸Naをメインにした調味料の味なのです。L－グルタミン酸Naは、もともとはこんぶにふくまれるうまみ成分ですが、いまは人工的につくられていて、たくさんの食品に添加されています。**毒性は低いのですが、一度に大量に摂《と》ると、人によっては顔から腕にかけて、熱くなったり、しびれを感じたりします。**体がうまく処理できず、拒否反応がおこるようです。

カラメル色素やパプリカ色素、甘味料のソルビットなどを使った製品もあります。カラメル色素は全部で4種類ありますが、そのうちの2種類には発がん性物質がふくまれています。パプリカ色素はトウガラシから抽出された赤い色素で、安全性に問題はありません。ソルビットはもともと果物などにふくまれている甘味成分。ブドウ糖やデンプンなどからつくられますが、その由来から安全性に問題はないと考えられます。

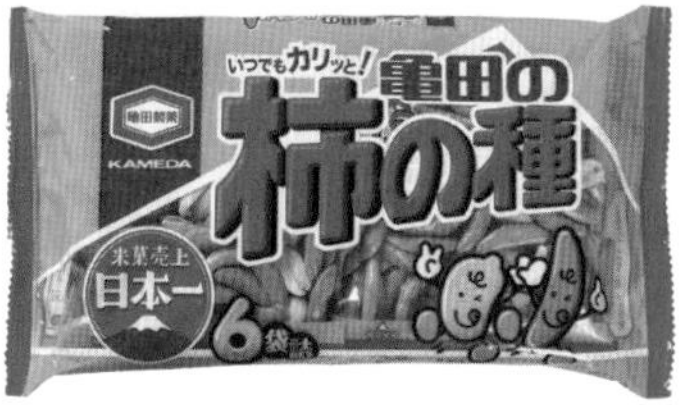

✸調味料（アミノ酸等）［合成］、✸カラメル色素［着色料／天然］、✸加工デンプン［増粘剤／合成］、✸乳化剤［合成・天然］、✸カロチノイド色素［着色料／天然］、✸ベニコウジ色素［着色料／天然］、●ソルビット（ソルビトール）［甘味料／合成］、●パプリカ色素［着色料／天然］、●香辛料抽出物［天然］

△

ケーキ
なめらかクリームは乳化剤のおかげ

「ケーキが嫌い」という女性を私はほとんど知りません。しかし、ケーキには必ずと言っていいほど乳化剤が使われています。クリームの製造に必要だからです。そのほか、香料、膨張剤、pH調整剤などが使われています。

合成添加物の乳化剤は水と油を混じりやすくするもので、グリセリン脂肪酸エステルやショ糖脂肪酸エステルなど全部で12品目あります。そのうち5品目は食品にふくまれる成分か、それに近いものなので問題ありませんが、そのほかは安全性に不安な面があります。

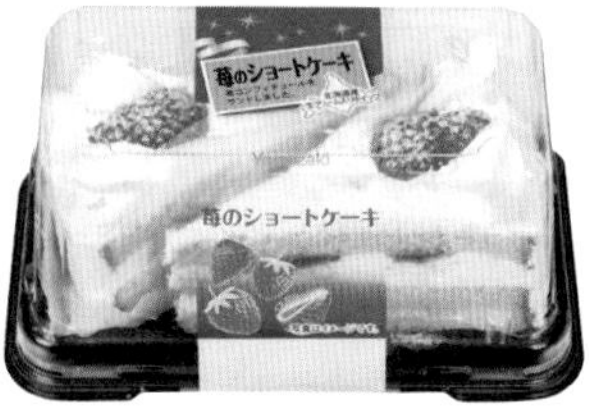

膨張剤は、ケーキをふっくらさせるもので、40品目ほどあります。**中には毒性の強いものもあり、塩化アンモニウムの場合、動物実験で強い急性毒性が認められています。ただし、どれが使われていても、「膨張剤」としか表示されません。**

リン酸塩（Ca、Na）は、ピロリン酸二水素カルシウムとピロリン酸四ナトリウムのことです。リン酸塩を多く摂《と》りすぎると、カルシウムの吸収が悪くなり、骨が弱くなる心配があります。

✴乳化剤［合成・天然］、✴香料［合成・天然］、✴膨張剤［合成］、✴pH調整剤［合成］、✴リン酸塩（Ca、Na）［製造用剤／合成］、✴増粘多糖類［増粘剤／天然］、✴酸味料［合成］、✴pH調整剤［合成］、✴加工デンプン［増粘剤／合成］、✴カロチノイド色素［着色料／天然］、●ソルビット（ソルビトール）［甘味料／合成］、●ビタミンC［酸化防止剤／合成］、●アントシアニン［着色料／天然］、●フラボノイド［着色料／天然］

△

だんご・大福・どら焼き

酵素って、なに？

「小腹が空いたときはだんごや大福」という人もいるでしょう。「どら焼きがいい」という人もいるかも。原材料は、あん、もち米、小麦粉、砂糖などですが、だんごや大福には酵素やグリシン、まれに保存料のしらこたん白が。また、どら焼きには膨張剤が使われています。酵素は細菌などから抽出した特定のたんぱく質で、だんごなどがかたくならないようにするためのものです。たんぱく質の一種なので安全性は高いと考えられていますが、毒性はよく調べられていません。

グリシンはアミノ酸の一種で、味つけや保存の目的で使われています。動物に大量にあたえると、中毒症状をおこします。ただしグリシンを主原料としたサプリメントが普及していて、問題は発生していないので、人は中毒をおこさないようです。

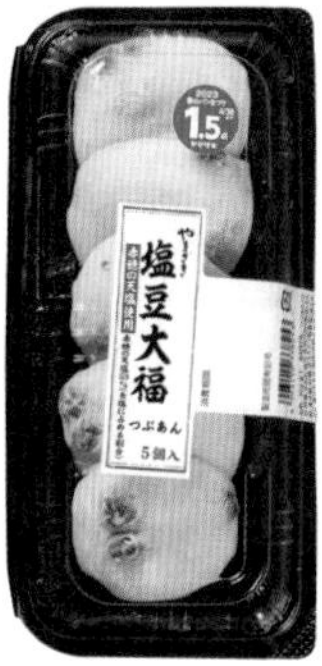

しらこたん白は、魚の精巣から抽出されたものですが、動物実験で白血球や肝重量の減少をおこしたので、不安が残ります。膨張剤は一般に重曹（炭酸水素Na）をメインにしていますが、具体名は不明。口に違和感を覚えたり、胸焼けをおこすことがあります。

✸しらこたん白［保存料／天然］、✸グリシン［調味料／合成］、✸酵素［天然］、✸pH調整剤［合成］、✸調味料（アミノ酸等）［合成］、✸加工デンプン［増粘剤／合成］、✸カラメル色素［着色料／天然］、✸膨張剤［合成］、●トレハロース［甘味料／天然］、●ソルビット［甘味料／合成］

△

マシュマロ
添加物よりコーンスターチが気になる

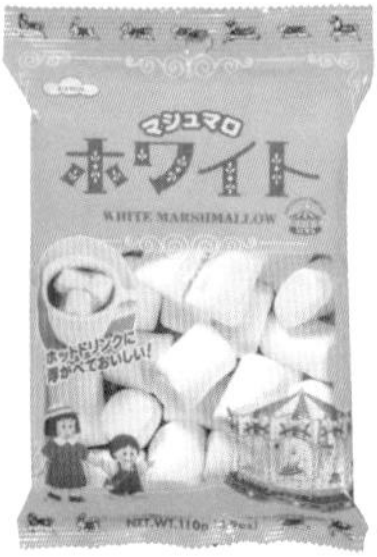

「あのプニョプニョ感が好き」ということで、人気のあるマシュマロ。写真の「マシュマロ　ホワイト」（エイワ）が代表的です。

真っ白なので、白い着色料でも使われているのかと思いきや、そうしたものは使われておらず、添加物は香料のみ。しかし、気になることがあります。**原材料にコーンスターチが使われている点です。これは、トウモロコシからつくられたデンプンですが、アメリカなどから輸入されるトウモロコシは、遺伝子組み換えのものがほとんどなのです。**

米科学アカデミーは２０１５年５月、『米国科学アカデミー紀要』にこんな発表をおこないました。トウモロコシや大豆などの遺伝子組み換え作物を対象として、過去20年間の約９００件の研究成果と約８００人の研究者などの見解を検討した結果、「遺伝子組み換え作物は、がんや肥満、胃腸や腎臓の疾患、自閉症、アレルギーなどの増加を引きおこした証拠はない」という結論にいたったというのです。つまり、遺伝子組み換え作物は、安全性に関して、通常の作物と変わりはないというのです。実際はどうなのでしょうか……。

✳香料［合成・天然］

△

ヨーグルト

ステビア入りは食べていい？

「お腹や健康によさそう」ということで、人気のあるヨーグルト。各社からさまざまな製品が出ていますが、「強さひきだす乳酸菌」と銘打った明治の「R－1」がよく売れているようです。

通常タイプの「R－1」に使われている添加物は、天然甘味料のステビアのみ。ステビアは、南米原産のキク科・ステビアの葉から抽出した甘味成分。しかし、EU（欧州連合）委員会では、1999年、ステビアが体内で代謝してできる物質（ステビオール）が動物のオスの精巣に悪影響があり、繁殖毒性が認められたとの理由で、使用を認めないことを決めました。その後、もう一度安全性について検討がおこなわれ、同委員会は、2011年12月から、**体重1kgあたり4mg以下の摂取《せっしゅ》に抑えるという条件付きで使用を認めました。ただし不安は払拭されてはいません。**

「R－1低脂肪」には添加物は使われていません。一方、「R－1ブルーベリーミックス」には、合成甘味料のスクラロースが使われています。ほかの会社のヨーグルトもそうですが、スクラロース入りや刺激的な香料を使っている製品は避けるようにしてください。

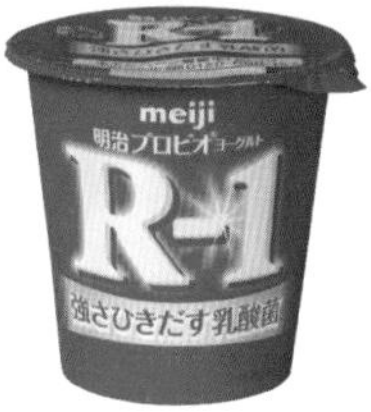

✸スクラロース［甘味料／合成］、✸ステビア［甘味料／天然］、✸加工デンプン［増粘剤／合成］、✸酸味料［合成］、✸増粘多糖類［増粘剤／天然］、●乳酸Ca（カルシウム）［栄養強化剤／合成］

△

ゼリー

ゼラチンが使われていない"まがいもの"

フルーツゼリーやコーヒーゼリーには、「ゼラチンが使われている」と思っている人が多いでしょう。ところが、実際はそうではありません。ゲル化剤（糊料）の増粘多糖類が使われているのです。はっきりいって"まがいもの"です。

増粘多糖類は、樹皮やマメ科植物、海藻、細菌などから抽出された粘性のある多糖類です。ゼラチンのように固まった状態になるので、それを利用しているのです。

しかし、**ゼラチンはタンパク質の一種であり、増粘多糖類は炭水化物の一種であり、まったくの別物です。全般的に毒性の強いものはそれほどありませんが、トラガントガム（発がん性の疑い）、カラギーナン（がん促進作用）など、問題のあるものもあります。**

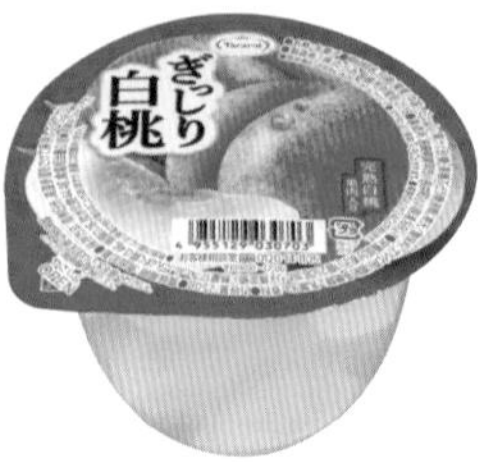

このほか香料、酸味料、乳化剤なども使われますが、具体名は表示されず、不安を感じます。さらに合成甘味料のアスパルテーム、アセスルファムＫ、スクラロースを添加した製品も。なお、少ないながらゼラチンをふくむ製品も売られています。

✹アスパルテーム・L-フェニルアラニン化合物［甘味料／合成］、✹アセスルファムK（カリウム）［甘味料／合成］、✹スクラロース［甘味料／合成］、✹増粘多糖類［ゲル化剤・糊料／天然］、✹香料［合成・天然］、✹乳化剤［合成・天然］、✹pH調整剤、✹カラメル色素［着色料／天然］、✹酸味料［合成］、✹カロテノイド色素［着色料／天然］、●乳酸Ca（カルシウム）［栄養強化剤／合成］、●セルロース［一般飲食物添加物］、●ビタミンC［酸化防止剤／合成］

△ 栄養調整食品

代表格は添加物が意外に少ない

「各種の栄養を手軽に摂《と》れる」ということで人気のある栄養調整食品。「カロリーメイト」（大塚製薬）が代表格です。この製品は、各種ミネラルと各種ビタミンをふくんでいますが、それらは添加されたものではありません。原材料の小麦粉やナチュラルチーズ、アーモンドパウダーなどにもともとふくまれている栄養成分です。

「カロリーメイト　チーズ味」の添加物は、カゼインNa、加工デンプン、香料、カロチノイド色素のみです。カゼインNaは、牛乳にふくまれるたんぱく質のカゼインとナトリウム（Na）を結合されたもの。**動物に大量に投与すると中毒をおこしますが、添加物として微量使われている分には、それほど問題ないでしょう。**

カロチノイド色素は植物から抽出された黄色や橙色の色素で、ほとんど問題ないのですが、クチナシ黄色素も入っているため、すべて安全とは言い切れません。

栄養調整食品（チョコバーをふくむ）の中には刺激的な香料や合成甘味料のスクラロースが添加されたものもあるので、避けるようにしてください。

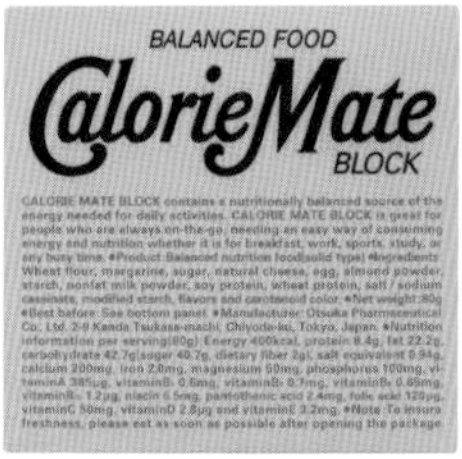

✹スクラロース［甘味料／合成］、**✹カゼインNa**（ナトリウム）［糊料／合成］、**✹加工デンプン**［糊料／合成］、**✹香料**［合成・天然］、**✹カロチノイド色素**［着色料／天然］、**✹酸味料**［合成］、**✹ビタミンB_1**［栄養強化剤／合成］、**●ビタミンE**［栄養強化剤・酸化防止剤／合成・天然］、**●ナイアシン**［栄養強化剤／合成］、**●セルロース**［一般飲食物添加物］、**●炭酸Mg**（マグネシウム）［栄養強化剤／合成］、**●ピロリン酸第二鉄**［栄養強化剤／合成］、**●パントテン酸Ca**（カルシウム）［栄養強化剤／合成］

△ スポーツドリンク

スクラロース入りは避けよう

「風呂上がりに飲むとおいしい」と、スポーツドリンクをガブガブ飲んでいる人もいるでしょう。代表的なのは、なんといっても「ポカリスエット」（大塚製薬）。ナトリウムやカリウムなどミネラルをふくんでいます。汗をかくと、一緒にナトリウムなどが排泄されるので、それらを補うスポーツドリンクを「おいしい」と感じるのでしょう。

しかし、ミネラル成分のほかにＬ‐グルタミン酸Naなどの調味料（アミノ酸）、酸味料、香料が添加されています。**日本人は子どものときから、Ｌ‐グルタミン酸Naの味に慣らされ、その味覚がしみついているので、これを添加すると売れゆきがよくなるのでしょう。**

酸味料と香料は、具体名が表示されていないので、何が使われているのかわかりません。

塩化Ｋは人間が大量に摂《と》ると、消化器を刺激して嘔吐などをおこしますが、添加物として微量使われている分にはそれほど問題ないでしょう。

なお、「アクエリアス」（コカ・コーラカスタマーマーケティング）には、合成甘味料のスクラロースがふくまれているので、飲まないほうが無難です。

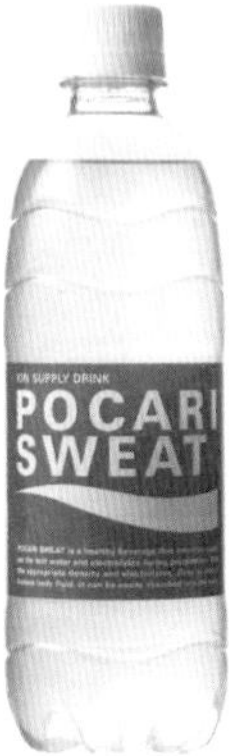

✹スクラロース［甘味料／合成］、✹調味料（アミノ酸）［合成］、✹酸味料［合成］、✹香料［合成・天然］、✹塩化K（カリウム）［調味料／合成］、●ビタミンC［酸化防止剤／合成］、●乳酸Ca（カルシウム）［栄養強化剤／合成］、●塩化Mg（マグネシウム）［栄養強化剤／合成］

△ ジュース類
酸味料も香料も謎のまま

サントリーの「なっちゃん」やキリンビバレッジの「小岩井純水りんご」など、いろんなジュース類が出ています。無果汁と果汁入りがありますが、どちらにも酸味料、香料、ビタミンCなどが添加されています。

酸味料は酸味を出すためのもので、クエン酸など20品目以上ある中から数品目がピックアップされて使われます。それほど毒性の強いものはありませんが、何が使われているのか不明です。一般に乳酸やクエン酸がよく使われています。酸味料を摂《と》ると、人によっては口や胃に刺激を感じることがあります。

香料は、合成香料の中には毒性の強いものがありますが、どれを使っても「香料」としか表示されないので、具体的に何が使われているのか不明。人工的な強烈なにおいのするものがあって、それが「嫌いだ」という人や、気分が悪くなる人もいます。

ビタミンCは栄養強化というより、酸化防止のためですが、安全性に問題はありません。

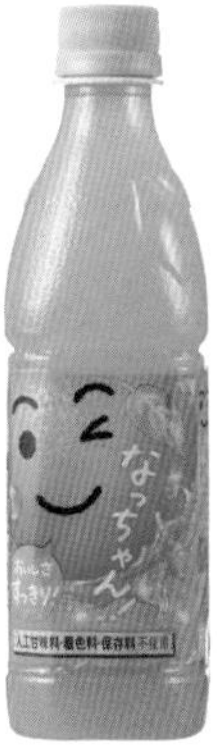

✱酸味料［合成］、✱香料［合成・天然］、●キサンタンガム［安定剤／天然］、●ビタミンC［栄養強化剤・酸化防止剤／合成］

△

乳酸菌飲料

メーカーの安易な〝香料頼み〟に疑問

「健康によさそう！」と、乳酸菌飲料（乳酸菌で発酵させた飲みもの）を飲んでいる人は多いと思います。「ヤクルト」や「植物性乳酸菌ラブレ」（カゴメ）などが代表的です。

しかし、納得のいかないことがあります。乳、果汁、乳酸菌など自然に近い、体によいものを使いながら、香料を添加していることです。

香料は人工的につくられた化学合成物質、または植物などから得られた香り成分をいくつも組み合わせたもので、たいてい鼻をつく強烈なにおいがします。**メーカーは、このにおいで消費者をひきよせようとしているのでしょうが、私などは、かえってこのにおいをかいだだけで、飲みたくなくなります。**

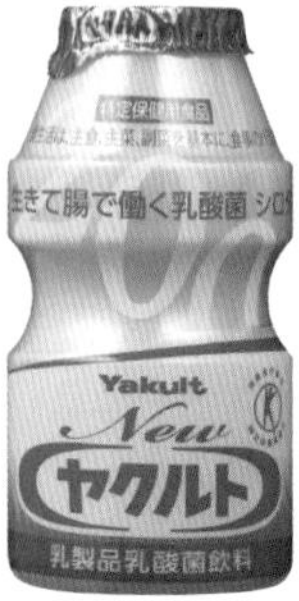

合成香料の中には危険なものがありますが、「香料」としか表示されないので、何が使われているのかわかりません。メーカーには、安易に香料に頼るのではなく、本来の香りで消費者をひきよせてほしいと思います。なお、合成甘味料のスクラロースが添加されている乳酸菌飲料もあるので、ご注意を！

✹スクラロース［甘味料／合成］、✹香料［合成・天然］、✹酸味料［合成］、✹カラメル色素［着色料／天然］、●ペクチン［安定剤／天然］、●大豆多糖類［安定剤／一般飲食物添加物］、●ビタミンC［栄養強化剤・酸化防止剤／合成］

△ ドリンクヨーグルト

低糖・低カロリーは要注意

「乳酸菌飲料とドリンクヨーグルトって、どう違うの？」と感じている人もいるかもしれませんね。ヨーグルトをドリンクタイプにしたのが、ドリンクヨーグルトととらえればいいでしょう。どちらも乳酸菌によって乳製品を発酵させて作られています。

ヨーグルトと同様にドリンクヨーグルトも明治の「Ｒ－１」がスーパーの売り場を占領している感がありますが、やはり天然甘味料のステビアが使われています。さらに香料や安定剤のペクチンも使われています。

ペクチンは、サトウダイコンやりんごなどから抽出された多糖類です。もともと食品にふくまれるものなので、安全性に問題はありません。

なお、「Ｒ－１」には〈低糖・低カロリー〉もありますが、こちらには**合成甘味料のアスパルテームが添加されているので、飲むのはやめたほうがよいでしょう。**

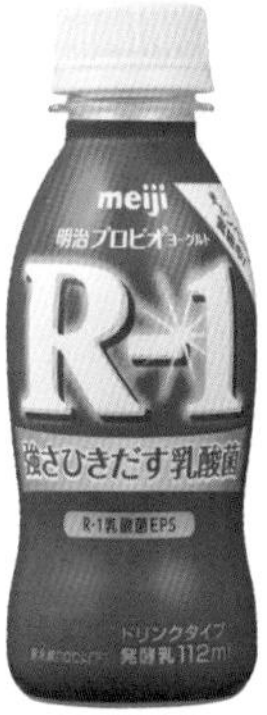

一方、雪印メグミルクの「恵ガセリ菌ＳＰ株ヨーグルトドリンクタイプ」には、合成甘味料のスクラロースが添加されているので、これも×。

✹アスパルテーム・L-フェニルアラニン化合物［甘味料／合成］、✹スクラロース［甘味料／合成］、✹ステビア［甘味料／天然］、✹香料［合成・天然］、✹酸味料［合成］、●ペクチン［安定剤／天然］、●大豆多糖類［増粘剤・安定剤／一般飲食物添加物］

△

サイダー
穏やかなにおいの香料を使用

第1章の「食べてはいけない」に炭酸飲料を入れましたが、「サイダーはどうなの?」と思っている人もいるでしょう。「三ツ矢サイダー」（アサヒ飲料）が代表的ですが、添加物は、香料と酸味料と炭酸のみです。

香料を製造する香料会社は、その製法を企業秘密にしており、実際に香料を使っている大手食品会社ですら、何が使われているのか知らないケースが珍しくありません。**合成の香料の中には毒性の強いものがあり、また刺激的なにおいを発するものもあるため、人によっては気分が悪くなることがあります。**ただし、「三ツ矢サイダー」の香料は穏やかなにおいで、気分が悪くなるということはありません。しかし、砂糖類が1本（500㎖）に55gふくまれるので、お子さんには何日かに分けて飲ませたほうがよいでしょう。

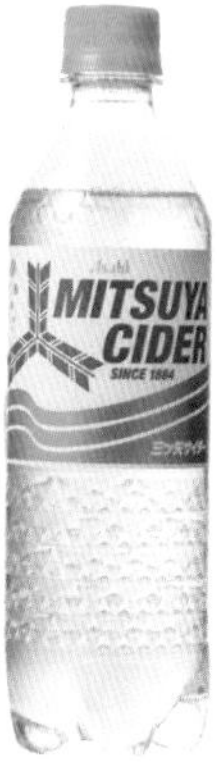

なお、「三ツ矢サイダー　ゼロストロング」は、砂糖類の代わりに合成甘味料のアセスルファムKとスクラロースを使っています。糖類の過剰摂取《せっしゅ》の心配はありませんが、合成甘味料の悪影響が心配です。

✸アセスルファムK（カリウム）［甘味料／合成］、✸スクラロース［甘味料／合成］、✸香料［合成・天然］、✸酸味料［合成］、●炭酸［製造用剤／合成］

飲みもの

△

１００％果汁ジュース

実際は１００％ではない

スーパーなどで売られている１００％果汁ジュースを見て、「本当に果汁１００％なの？」と疑問を感じている人も多いと思います。**実際にはほとんどの製品は１００％ではありません。なぜなら香料が添加されているからです。**

１００％果汁ジュースの果汁はほとんどが、濃縮《のうしゅく》還元《かんげん》されたものです。つまり、搾った果汁の水分を一度蒸発させて濃縮し、それに再び水を加えて薄め、元のような状態にしているのです。こうすると体積が減って保管や輸送が簡単になり、コストを低く抑えることができます。しかし、肝心な果物の香りが失われてしまいます。そこで、香料を添加するのです。「じゃあ、１００％というのはおかしい！」と誰もが思うでしょう。しかし、これが現実なのです。

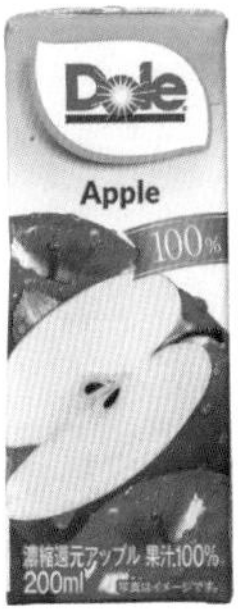

香料は、合成が約１６０品目、天然が約６００品目あり、合成香料の中には危険なものがありますが、「香料」としか表示されないので、何が使われているのか不明です。少ないながら香料を使っていない製品も売られているので、原材料名をよく見て、「香料」という文字のない製品を選ぶようにしてください。

✳香料［合成・天然］

△

中華料理の素

安易に使われる調味料とカラメル色素

家庭で手軽に本格中華の味が出せるということで人気の高い中華料理の素。味の素の「クックドゥ」を筆頭に、各メーカーから多種多様な製品が出ています。「けっこういい味」と感じている人も多いと思います。

しかし、必ずと言っていいほどL－グルタミン酸Naをメインにした調味料（アミノ酸等）が使われています。そのほか、加工デンプンや増粘剤、着色料なども。**日本の食品企業は、L－グルタミン酸Naを安易に使いすぎです。まるで日本人全体が〝L－グルタミン酸Naづけ〟になってしまっているかのようです。**

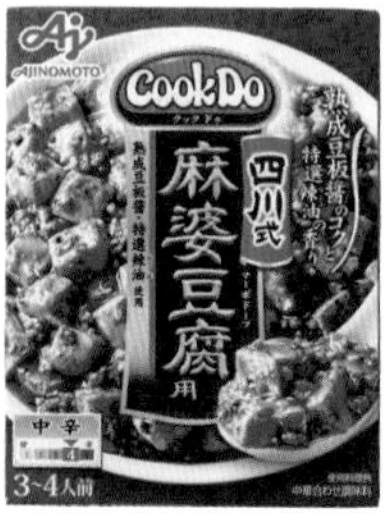

またカラメル色素を使っている製品も数多くあります。Ⅰ～Ⅳの4種類あるうちカラメルⅢとⅣには発がん性物質がふくまれています。しかし、「カラメル色素」としか表示されていないので、どれが使われているのかわかりません。できれば避けたほうがよいでしょう。

このほか天然甘味料のステビアが使われた製品もあります。精巣への悪影響の懸念があるので、これもできれば避けたほうがよいでしょう。

✳調味料（アミノ酸等）［合成］、✳カラメル色素［着色料／天然］、✳加工デンプン［糊料／合成］、✳酸味料［合成］、✳カロチノイド色素［着色料／天然］、✳ステビア［甘味料／天然］、●パプリカ色素［着色料／天然］、●キサンタンガム［増粘剤／天然］、●香辛料抽出物［天然］

△

生わさび・生からし（チューブ香辛料）

できればミョウバン入りは避けたい

生わさびや生からしが売り出されたとき、「便利なものを考え出したものだ」と感心した人も多いはず。しかし、便利な製品をつくり出すためには、いくつもの添加物が必要だったのです。酸味料、香料、ミョウバン、増粘剤のキサンタン、甘味料のソルビトール（ソルビット）などです。

酸味料はクエン酸や乳酸などの酸で、酸味をもたせるとともに保存性を高めます。**ミョウバンは、正式には硫酸アルミニウムK（カリウム）といいます。保存性を高める、色を保つなどの働きがありますが、人間が大量に摂取《せっしゅ》すると、嘔吐や下痢、消化管の炎症をおこします。**

また、アルミニウムをふくんでいるため、摂《と》りすぎるのはよくありません。というのも、動物実験でアルミニウムを多量に摂取《せっしゅ》すると、神経系に悪影響がおこるほか、肝臓や腎臓に対する影響も懸念されているからです。

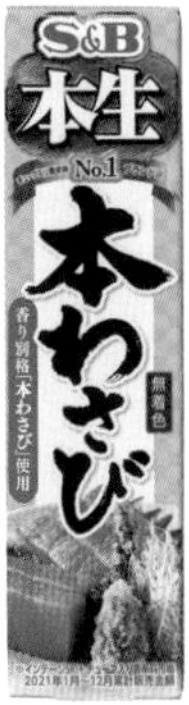

キサンタン（キサンタンガム）は、ある種の細菌から抽出された多糖類で、安全性に問題はありません。

✳酸味料［合成］、✳加工デンプン［増粘剤／合成］、✳ミョウバン［保色剤／合成］、✳香料［合成・天然］、●ソルビトール［甘味料／合成］、●香辛料抽出物［天然］、●キサンタンガム［増粘剤・安定剤／天然］、●トレハロース［甘味料／天然］、●ビタミンC［酸化防止剤／合成］、●セルロース［増粘剤／一般飲食物添加物］、●酒精［一般飲食物添加物］

△

だしの素

「本当のだし」ではない

今や「にぼしやかつお節でだしをとっている」という家庭は少ないでしょう。多くの家庭はだしの素を使っていると思います。だしの素といえば、なんといっても「ほんだし」（味の素）。「本当のだし」と思っている人もいるかもしれませんが、実際には人工的につくられたL-グルタミン酸Naをメインとするものです。原材料名には、「調味料（アミノ酸等）」と表示。

L-グルタミン酸Naは、もともとはこんぶにふくまれるうま味成分で、現在はサトウキビなどを原料に発酵法によって製造されています。動物実験では毒性はほとんど見られていませんが、人間が一度に大量に摂取《せっしゅ》すると、顔や腕に灼熱感やしびれ感を覚えたり、動悸を感じたりすることがあります。また、**あまりにも多くの食品に使われているため、味の画一化、さらに、L-グルタミン酸Naが添加されていないと、「おいしくない」と感じてしまう、いわゆる「味覚音痴」を生み出しているという問題もあります。**

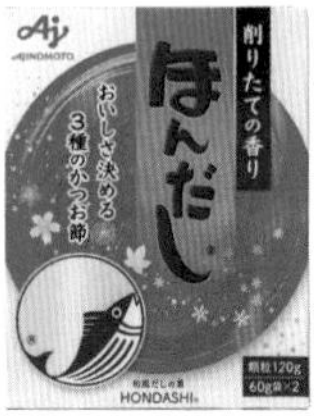

なお、理研ビタミンの「リケン素材力だし」のように、少ないながらL-グルタミン酸Naを使っていないだしの素も売られています。

✷調味料（アミノ酸等）［合成］

△

ドレッシング

スクラロース入りに注意！

野菜サラダに欠かせないドレッシング。「簡単で、おいしい」とやたらとふりかけている人もいますが、**脂肪を多くふくむ製品が多いので、摂《と》りすぎには注意してください。**

添加物としては、調味料（アミノ酸等）、酸味料、増粘剤のキサンタンガムなどがよく使われています。

キサンタンガムは、ある種の細菌の培養液《ばいようえき》から分離して得られた多糖類の粘性物質です。人間に食べさせた実験がおこなわれていますが、とくに問題のあるような結果は出ていません。逆にコレステロールが減ったとのこと。

このほか天然甘味料のステビアが使われた製品もあります。精巣への悪影響の懸念があるので、できれば避けたほうがよいでしょう。

また「リケンのノンオイル青じそ」（理研ビタミン）のように合成甘味料のスクラロースを添加した製品もあるので、注意してください。

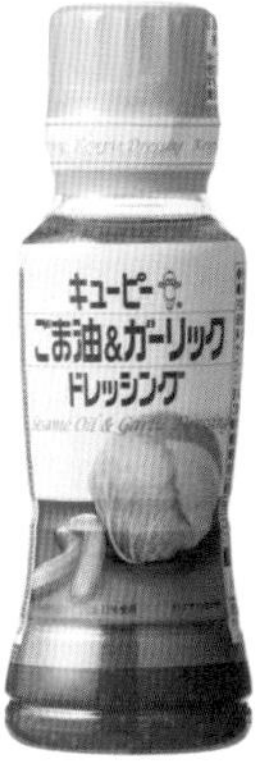

✹スクラロース［甘味料／合成］、✹調味料（アミノ酸等）［合成］、✹酸味料［合成］、✹ステビア［甘味料／天然］、✹加工デンプン［増粘剤／合成］、✹香料［合成・天然］、✹ビタミンB1［栄養強化剤／合成］、●キサンタンガム［増粘剤／天然］、●香辛料抽出物［天然］、●酒精［一般飲食物添加物］

△ マヨネーズ
増粘多糖類でカロリーカット

「マヨネーズといえばキユーピー」というくらい、キユーピーの独占状態にあります。

マヨネーズは、主に卵と植物油と酢でつくられていますが、ほかに調味料（アミノ酸）や香辛料抽出物が添加されています。また写真の「キユーピーゼロ」のようにカロリーカットタイプには増粘多糖類が使われています。

増粘多糖類は、植物や海藻、細菌などから抽出された粘性のある多糖類で、キサンタンガム、ペクチン、グァーガムなど30品目程度あります。**基本的にはぶどう糖がたくさん結合した多糖類なので、それほど毒性の強いものはありませんが、いくつか安全性に不安を感じるものもあります。しかも、1品目を使った場合は具体名が表示されますが、2品目以上使った場合は、「増粘多糖類」としか表示されません。**

このほか「たん白加水分解物」も使われています。これは大豆や肉などのタンパク質を酵素や塩酸で分解してアミノ酸にしたもので、添加物ではなく食品に分類されています。

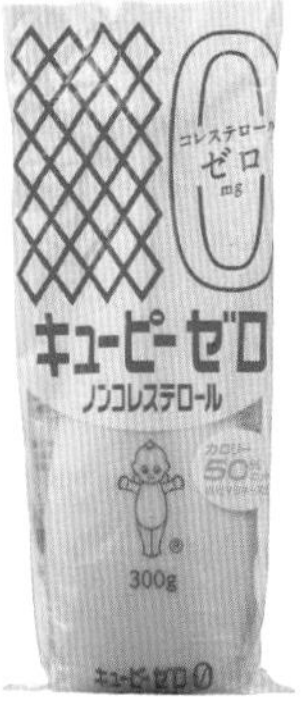

✷調味料（アミノ酸）［合成］、✷増粘多糖類［増粘剤／天然］、●香辛料抽出物［天然］

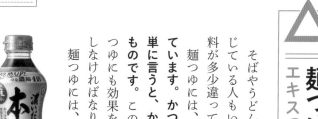

△

麺つゆ

エキスって、添加物？

そばやうどんに欠かせないのが麺つゆ。「いろいろあるけど、どこが違うの？」と感じている人もいるでしょう。製品によって、かつおやこんぶ、さば、しいたけなど原材料が多少違っています。

麺つゆには、エキス類がよく使われています。**これは添加物でなく、食品に分類されています。かつおエキス、こんぶエキス、しいたけエキスなどいろいろありますが、簡単に言うと、かつおやこんぶなどを煮たててうまみ成分を溶け出させ、それを濃縮したものです。**この際、エキス中に調味料（アミノ酸等）などの添加物を加えて、それが麺つゆにも効果を発揮するくらいの量が残っている場合、「調味料（アミノ酸等）」と表示しなければなりません。

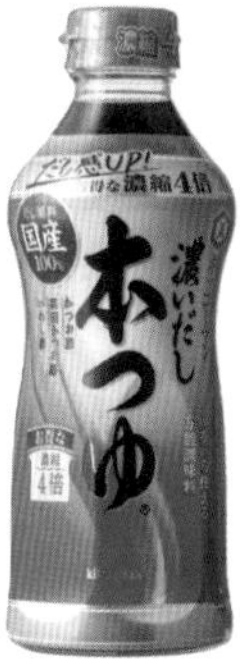

麺つゆには、原材料名に「調味料（アミノ酸等）」とあるものが圧倒的に多いですが、それは麺つゆを製造する過程で添加されたものか、あるいはエキス類にもともと添加されていたものということになります。いずれにせよ、L－グルタミン酸Naをメインとした調味料がふくまれているということです。

✷調味料（アミノ酸等）［合成］、✷酸味料［合成］、✷カラメル色素［着色料／天然］、●アルコール［一般飲食物添加物］

△

焼き肉・すき焼きのたれ

カラメル色素とがんに関連性も

「本場の味がする」と人気のたれですが、着色料のカラメル色素を使っている製品が多いのです。**デンプンなどを加熱してつくるカラメル色素には4種類あって、そのうち2種類には発がん性のある4-メチルイミダゾールがふくまれています。**ただし、ほかの2種類はそれをふくまず、それほど問題はありません。

カラメル色素は、ソースや菓子類、ラーメンスープ、カレールウなど多くの食品に使われているので、その影響が心配されます。

さらに調味料（アミノ酸等）を添加した製品もあります。「味の素」の主成分のL-グルタミン酸Naをメインにしたものですが、L-グルタミン酸Naを一度に大量に摂《と》ると、敏感な人の場合、顔から腕にかけて熱くなったり、しびれを感じることがあります。「私も、そんな経験がある」という人もいるのでは？

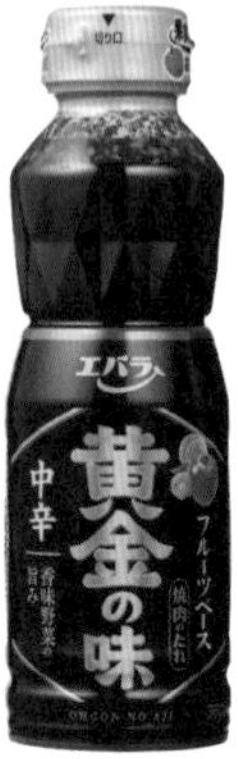

なお、「エバラ焼肉のたれ 醤油味」（写真の製品とは別のもの）には、添加物は使われていません。それで私も時々この製品を使っています。

✳カラメル色素［着色料／天然］、✳調味料（アミノ酸等）［合成］、✳酸味料［合成］、●キサンタンガム［増粘剤／天然］、●酒精［一般飲食物添加物］

△ ポン酢

本来のポン酢はどこに行ったのか

「鍋にはポン酢を使う」という家庭も多いでしょう。

代表的なのが、ミツカンの「味ぽん」。原材料は、醤油や醸造酢などですが、添加物もけっこう使われています。まず、調味料（アミノ酸等）。「味の素」の主成分のL－グルタミン酸Naをメインにしたものです。

どうしてこうなんでもかんでもL－グルタミン酸Naを使うのでしょうか？ **食品企業は、「これを入れないと売れない」という呪縛《じゅばく》にとらわれているかのようです。**ポン酢なのですから、醤油と酢とかんきつ果汁をブレンドすれば、十分だと思うのですが。

ほかに、酸味料も添加されています。醸造酢を原材料にしているのに、どうして酸味料が必要なのか、理解に苦しみます。さらに香料も添加されています。もっと本来の味のするポン酢を製造してもらいたいものです。

醤油に「かぼす」や「すだち」をしぼって入れて、自家製ポン酢をつくってみたほうがよいのでは。

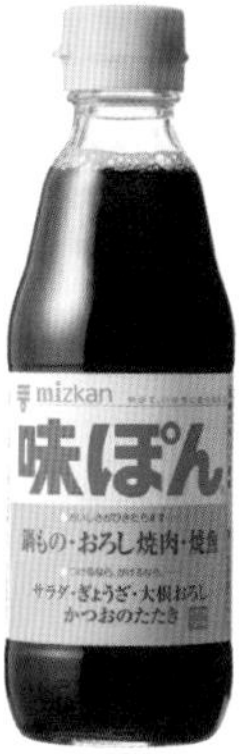

✳調味料（アミノ酸等）［合成］、✳酸味料［合成］、✳香料［合成・天然］、✳加工デンプン［増粘剤／合成］

△

マーガリン（ファットスプレッド）

トランス脂肪酸が気になるが……

バターとマーガリンはどう違うのでしょうか？　バターは、牛乳から分離したクリームを練って固めたものです。一方、マーガリンは、コーン油や大豆油などの植物油からつくられています。「でも、植物油は液体じゃないの？」という人がいるかも。植物油は不飽和脂肪酸という脂肪が多く、常温では液状ですが、それに水素を吹き込んで結合させると（これを水素添加という）、飽和脂肪酸に変わって固まっていきます。これを硬化油といいます。

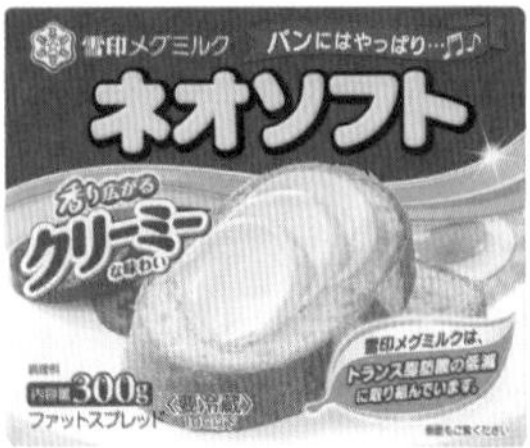

この際に、**一時期問題になった「トランス脂肪酸」ができてしまいます。トランス脂肪酸は、悪玉《あくだま》コレステロールを増やして、逆に善玉コレステロールを減らし、心疾患になるリスクを高めるとされています。**

マーガリンは、硬化油と植物油を混ぜ、さらに乳化剤、香料、着色料などを加えてつくられます。

なお、現在はマーガリンの製造法が改良されて、トランス脂肪酸の少ない製品が売られています。

乳化剤［合成・天然］、香料［合成］、●カロチン色素［着色料／天然］、●β-カロチン［着色料／合成］、●ビタミンE［酸化防止剤／合成・天然］

第3章

3

「食べてもいい」添加物および無添加の食品

○

食パン

安心な食パンが増えている

「朝は食パンとコーヒー」という人も多いと思います。最近の食パンは、「超熟」（敷島製パン）や「セブンプレミアム セブンブレッド」「同しっとり食パン」（セブン＆アイ・ホールディングス）のように無添加、あるいは「本仕込み」（フジパン）のように**添加物はビタミンCのみという製品が多く**、それだけ安心して食べられるというわけです。

「トランス脂肪酸はどう？」という人もいると思いますが、トランス脂肪酸を減らしたマーガリンを使っているので、問題ないレベルに減っています。ちなみにトランス脂肪酸は、マーガリンやショートニングなどに多くふくまれ、悪玉コレステロールを増やし、逆に善玉コレステロールを減らして、心疾患のリスクを高めるとされているものです。

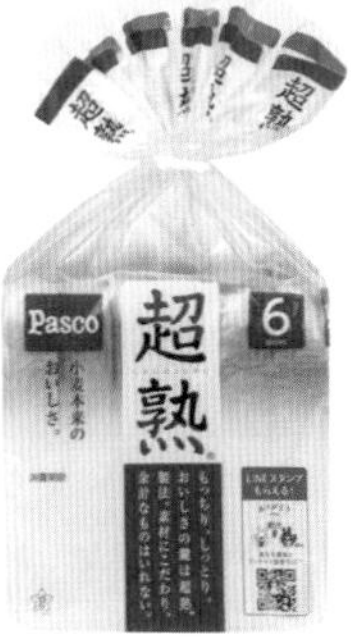

ただし、山崎製パンの「超芳醇」や「モーニングスター」などには、イーストフードや乳化剤が使われています。イーストフードは、18品目ある添加物の中から数品目をピックアップして、パン酵母（イースト）に混ぜられます。塩化アンモニウムなど毒性の強いものがありますが、何が使われているのかわからず不安です。

✱イーストフード［合成］、✱乳化剤［合成・天然］、●ビタミンC［小麦粉改良剤・酸化防止剤／合成］

○

スパゲティ・マカロニ

無添加で保存食にもなる優れもの

米、パンに次ぐ主食といえるスパゲティ。原料はデュラム小麦のセモリナ（小麦胚乳の粗粒）です。デュラム小麦は、地中海沿岸や中近東、アメリカ、カナダなどで栽培されている粒の硬い小麦で、スパゲティやマカロニに適しています。

これらの製品は見てもわかるように、カチンカチンで、水分をほとんどふくまない状態になっています。そのため腐りません。ですから**保存料は使われていません。また味つけもされていないので、調味料も不使用で、そのほかの添加物も使われていません。**しかも、スパゲティやマカロニは、3年くらいは日持ちするので、保存食としても利用できて、便利です。

「農薬は、残っていないの？」と心配する人もいると思いますが、これは製品を一つ一つ調べてみないとわかりません。以前、私は独自にイタリア産のスパゲティを数種類調べたことがありますが、農薬は検出されませんでした。

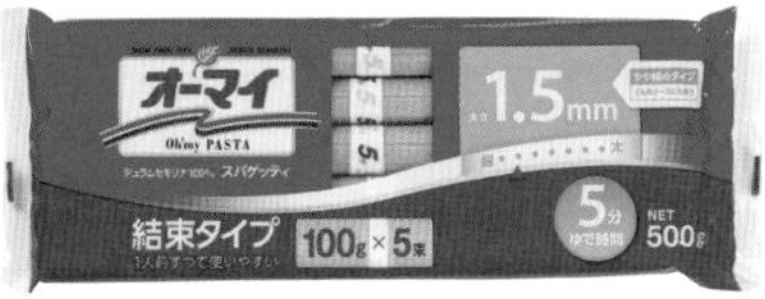

なし

そうめん・うどん（乾めん）

原材料は小麦粉と食塩なので安心

「夏は、やっぱりそうめん！」という人も多いでしょう。うどんは季節に関係なく食べられていますね。

これらの原材料は、基本的には小麦粉と食塩です。写真の「揖保乃糸」（兵庫県手延素麺協同組合）のように、乾燥を防ぐために食用植物油を使った製品もありますが、添加物は使われていません。ただし、うどんの中には加工デンプンを添加した製品もあります。昔は小麦粉に漂白剤が使われていて、問題になったことがありましたが、いまは使われていません。ただし小麦アレルギーの人は、注意しなくてはならないでしょう。

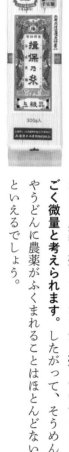

また、「農薬は残っていないの？」と心配する人もいるかもしれません。アメリカなどから輸入される小麦には、輸送中における虫食いなどを防ぐために、収穫してから農薬が使われています。ただし**原料の小麦粉は、殻を除いた小麦を粉状にしたもので、それには農薬は残っていないか、残っていてもごくごく微量と考えられます。**したがって、そうめんやうどんに農薬がふくまれることはほとんどないといえるでしょう。

加工デンプン［糊料／合成］

そば（乾めん）

そばアレルギーの人は要注意だが

そばの原材料は、基本的にはそば粉、小麦粉、食塩です。つなぎに、山芋を使った製品もあります。**うどん・そうめんと同様に乾燥していて腐りにくく、味つけもしていないため、保存料も調味料も使われていません。**

ただし、そばアレルギーの人は注意しなくてはならないでしょう。そばは人によってはひじょうに強いアレルゲンとなるため、ショック症状をおこすことがあるからです。以前北海道で、学校給食に出されたそばを食べた児童がアレルギー症状をおこして、死亡したケースがありました。

そばは、中国やカナダ、アメリカなどから輸入されています。「農薬は、残っていないの？」と心配する人もいると思いますが、それは製品を検査してみないとわかりません。ただし、仮に農薬が微量残っていたとしても、ゆで汁にある程度溶け出すと考えられます。

国内では北海道などでそばが栽培されています。こちらのほうがより安心といえます。

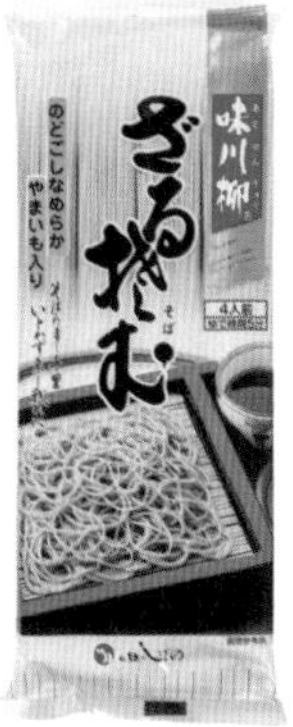

なし

冷凍うどん

保存料や酸味料を使っていない

「冷凍うどんはコシがあっておいしい」と感じている人は多いでしょう。写真の「セブンプレミアム 国産小麦さぬきうどん」（セブン＆アイ・ホールディングス）の原材料は小麦粉と食塩のみで、添加物は使われていません。コシがあって食べごたえのあるうどんです。また、生うどんと違って酸味料などが入っていないので、本来のうどんの味がします。

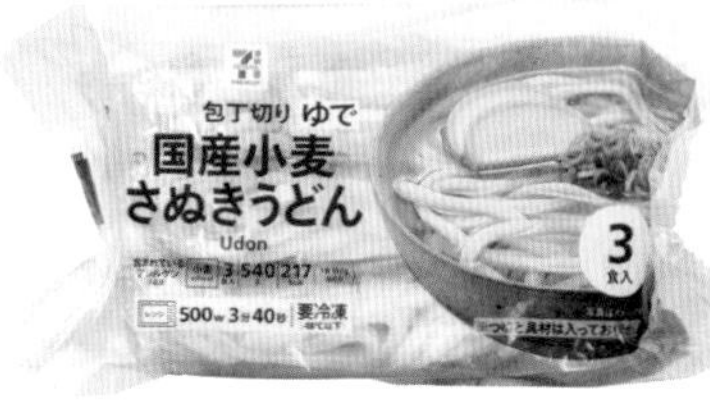

ただし、**製品によっては加工デンプンを添加したものがあります**。加工デンプンは、デンプンに化学処理を施し、酸化デンプンや酢酸デンプンなどに変えたもので、全部で11品目あります。内閣府の食品安全委員会は、「添加物として適切に使用される場合、安全性に懸念がないと考えられる」としています。デンプンをもとにつくっているので、「安全性は高い」と判断しているようです。しかし、発がん性や生殖毒性に関して試験データのない品目もあるので、安全性が十分に確認されているとはいえないでしょう。

✴加工デンプン［増粘剤／合成］

パックご飯
容器の安全性が気になる

電子レンジで温めるだけでほかほかご飯のできあがり、という便利なパックご飯。写真の「サトウのごはん」（サトウ食品）の原材料はうるち米だけで、添加物は使われていません。白米のパックご飯は、そのほかの製品も通常添加物は使われていません。**炊いたご飯を容器に密閉することによって、缶詰と同じような状態にしているため、保存料を使わなくても、長期間保存が可能なのです。**

ただし、「容器の安全性が気になる」という人もいるでしょう。すなわち、プラスチックの容器の成分が過熱によって溶け出し、ご飯に付着することはないのか？

通常ふたは「ＰＥ、ＰＡ」、トレイは「ＰＰ、ＥＶＯＨ」です。ＰＥはポリエチレン、ＰＡはナイロン、ＰＰはポリプロピレン、ＥＶＯＨはエチレンビニルアルコールです。ご飯と接するトレイに使われているＰＰとＥＶＯＨは、動物実験では毒性は見られていません。どちらも消化管から吸収されないためと考えられます。

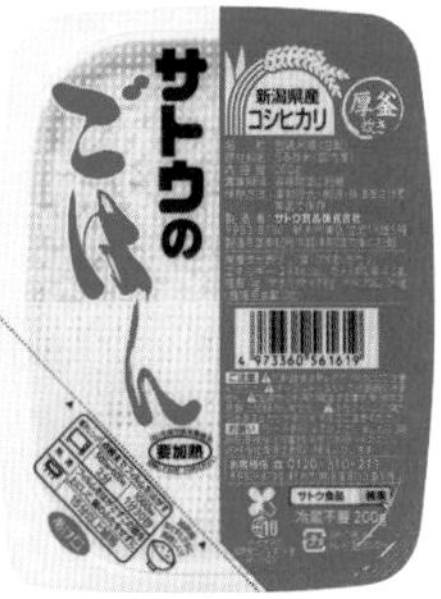

なし

〇

切り餅

代表的製品は無添加

最近では、お正月だけでなく、「一年中お餅が食べられる」と喜んでいる人もいるでしょう。切って1個ずつ袋に入れた餅が売られているからです。餅の原材料は、ご承知のようにもち米です。それを蒸してついて、成形し、袋に入れてあります。

餅は、ひじょうにカビが生えやすい食べ物です。冷蔵庫に入れておいて、「しまった！カビが生えた」という経験のある人も多いはず。でも、1個ずつ小袋に入れ、窒素を充填して酸素を追い出すことで、カビの発生を防いでいます。それゆえ、切り餅製品は長期間保存ができるのです。腐ることもないので、保存料も必要ありません。

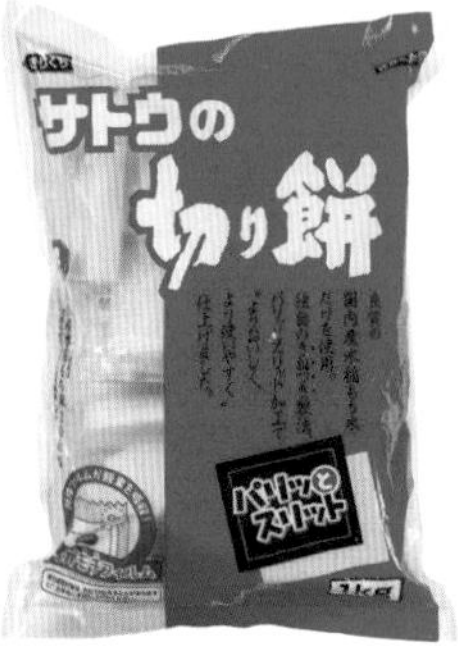

写真は代表的な「サトウの切り餅」（サトウ食品）ですが、原材料は「水稲もち米（国内産100％）」のみで、添加物は使われていません。

しかし、**製品によっては、加工デンプン、pH調整剤、グリシンなどを使っている製品があります。**表示をよく見て、無添加のものを！

✷加工デンプン［糊料／合成］、✷グリシン［調味料／合成］、✷pH調整剤［合成］

豆腐
安全な添加物のみ使用している

豆腐は、大豆を茹でて搾《しぼ》ってできた豆乳に、豆腐用凝固剤の塩化Mg（マグネシウム）や硫酸Mgなどを加え、固めたものです。**これらは、もともと海水にふくまれる成分で、安全性に問題はありません。**消泡剤（製造過程で生じる泡を消す）としてグリセリン脂肪酸エステルを使った製品もありますが、食品にもふくまれ、脂肪に近い成分なので心配ありません。

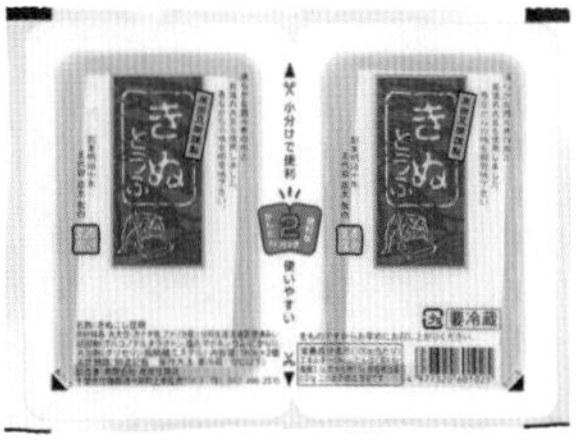

このほか、豆腐用凝固剤として、粗製海水塩化Mgを使った製品もあります。海水から塩化Na（ナトリウム）を分離し、そのもとの液を冷却し、塩化K（カリウム）などを分離した残りのものです。主成分は塩化Mgで、その由来からも安全性に問題はないと考えられます。

なお、絹ごし豆腐にはグルコノデルタラクトンが使われることがあります。これは乳酸発酵の研究の際に発見されたもので、今は化学合成されています。動物実験では、毒性は見られていません。炭酸Mgを使った製品もありますが、これも問題ありません。

●塩化Mg（マグネシウム）［豆腐用凝固剤／合成］、●硫酸Mg（マグネシウム）［豆腐用凝固剤／合成］、●粗製海水塩化Mg（マグネシウム）［豆腐用凝固剤／天然］、●グリセリン脂肪酸エステル［消泡剤・乳化剤／合成］、●グルコノデルタラクトン［豆腐用凝固剤／合成］、●炭酸Mg（マグネシウム）［製造溶剤／合成］、●レシチン［乳化剤／天然］

納豆

納豆自体は無添加、たれとからしは違う

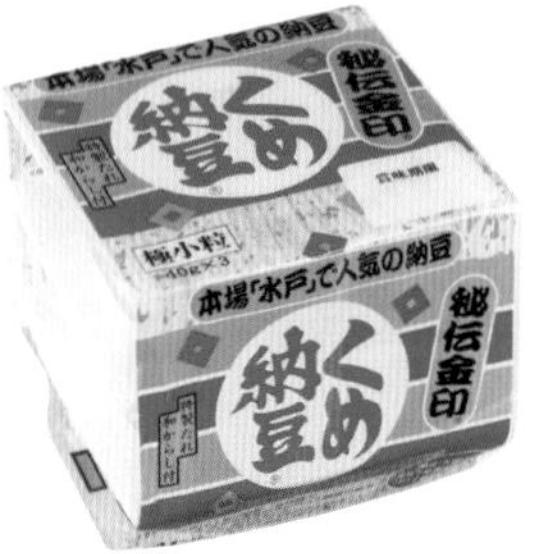

納豆は、大豆と納豆菌からつくられます。つまり、無添加なのです。ただし、「遺伝子組み換えの大豆では？」と不安を感じる人もいるかもしれません。しかし、納豆に使われる大豆は小粒の品種が多く、それはアメリカで契約栽培されていて、遺伝子組み換えである可能性は低いといえます。

「たれやからしは問題ないの？」という声も。たれには、調味料（アミノ酸等）や酸味料、アルコールが添加されています。酸味料やアルコールは保存性を高めるためです。**からしには、ウコン色素や増粘多糖類が。ウコン色素は、カレー粉に使われるウコンから溶剤などを使って抽出された黄色い色素。動物実験で毒性を示唆するデータもありますが、ウコンはもともとカレー粉に使われているものなのでそれほど問題ないでしょう。**増粘多糖類は、樹皮や海藻、細菌などから抽出されたトロミ成分。無添加の納豆を食べたいという人は、たれとからしのついていない製品を買うか、それらを捨てて醤油を使ってください。

✳調味料（アミノ酸等）［合成］、✳酸味料［合成］、✳ウコン色素（ターメリック色素）［着色料／天然］、✳増粘多糖類［増粘剤／天然］、✳ビタミンB1（V.B1）［栄養強化剤／合成］、●アルコール［一般飲食物添加物］、●ビタミンC（V.C）［酸化防止剤／合成］、●香辛料（香辛料抽出物）［天然］

煮豆

添加物はこうやって使おう

おかずの一品に便利な煮豆。「健康にもよさそう」と思って食べている人もいるでしょう。金時豆や黒豆、大豆などいろいろな種類があります。

代表的なのがフジッコの商品。いずれも真空パックになっていて保存料は使われていません。以前は酸味料が使われていましたが、いまはそれも使用されず。「おまめさん 甘さをひかえたきんとき」などには、乳酸Ca（カルシウム）が添加されているのみです。これは栄養強化剤で表示免除になっていますが、あえて表示しているようです。カルシウムを補給するためのもので、安全性に問題はありません。また「酸」の一種なので、保存性を高める働きもあります。**安全で、カルシウムを補給でき、保存効果もある。かしこい添加物の使い方といえます。**

ただし、黒豆には重曹（炭酸水素Na）が使われています。豆をふっくらと柔らかくするためです。

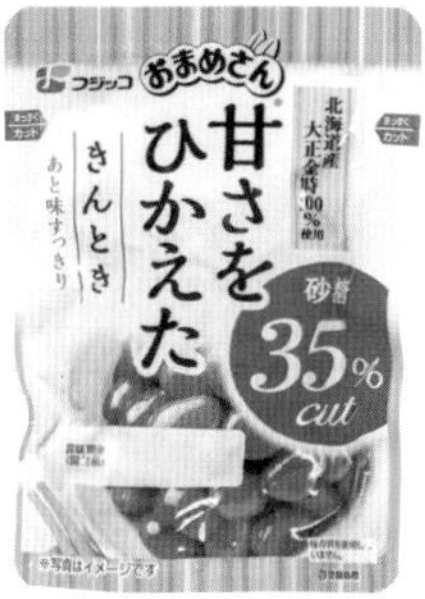

✷酸味料［合成］、✷重曹（炭酸水素Na）［膨張剤／合成］、●乳酸Ca（カルシウム）［栄養強化剤／合成］

○ さば缶

無添加で、おいしい

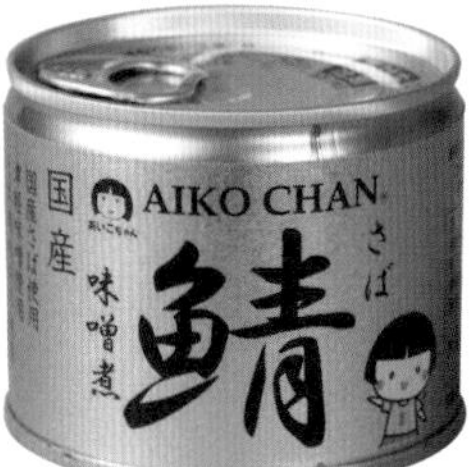

「さば缶は体にいいのでよく食べている」という人もいるでしょう。さばなどの青背の魚には、ＥＰＡ（エイコサペンタエン酸）やＤＨＡ（ドコサヘキサエン酸）などの不飽和脂肪酸が豊富にふくまれ、それらが動脈硬化を防いで、心筋梗塞などを防ぐとされています。とくに高齢者でさば缶を食べている人が多いようです。

さば缶は各種売られていますが、写真の「鯖味噌煮」（伊藤食品）の原材料は、「さば（国産）、砂糖、味噌、食塩」だけで、**添加物は使われていません。そのため雑味のない、すっきりとした味わいがあります。**私もよく食べていますが、「おいしい」と感じます。「安全で、おいしい」のですから、食品の鏡です。

一方、マルハニチロの「さばみそ煮」は、調味料（アミノ酸等）、増粘多糖類、香辛料抽出物が添加されています。「食べてはいけない」というほどではありませんが、どうしてもすっきりした味わいがありません。やはり無添加のほうがよいでしょう。

✳調味料（アミノ酸等）［合成］、✳増粘多糖類［増粘剤／天然］、●香辛料抽出物［天然］

○ スイートコーン缶

クエン酸は問題なし

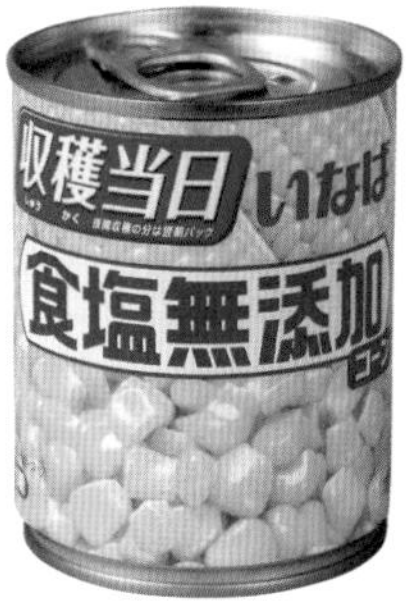

シチューやパスタなどをつくる際に便利なスイートコーン缶。「よく使っている」という人も少なくないでしょう。写真の「いなば食塩無添加コーン」（いなば食品）の原材料は、「スイートコーン（遺伝子組換えでない）」のみで、添加物は使われていません。これなら安心して食べられます。

一方、「北海道産　シャキッととうもろこし」（はごろもフーズ）は、「とうもろこし（北海道産、遺伝子組換え防止管理済）、食塩」のほかに、クエン酸が添加されています。やはり無添加のいなば食品のほうに魅かれる人が多いと思います。

ただし、**安全性の点ではクエン酸は問題ありません。**クエン酸は、もともとみかんやレモンなどのかんきつ類にふくまれている酸であり、化学的に合成されたものが添加物として使われているのです。もともと食品にふくまれている酸なので、安全性に問題はありません。

●クエン酸［酸味料／合成］

たけのこ水煮

無添加の有機たけのこが増えている

青椒肉絲や筑前煮などをつくる際に便利なたけのこ水煮。真空パック入りなので、保存料は使われていません。

しかし、酸化して変質するのを防ぐために、酸化防止剤のビタミンCが使われている製品があります。**「ビタミンCなら、安全なのでは?」と思う人も多いはず。そのとおりです。**もともとレモンやいちごなどにふくまれる栄養成分なので、問題はありません。なお添加物の場合、ふつうのビタミンCとは少し違うものが使われることがあります（第4章ビタミンCの項参照）。でも、どれも安全性についてはそれほど変わりありません。

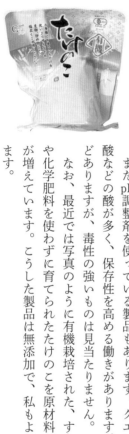

またpH調整剤を使っている製品もあります。クエン酸やリン酸などの酸が多く、保存性を高める働きがあります。30品目ほどありますが、毒性の強いものは見当たりません。

なお、最近では写真のように有機栽培された、すなわち農薬や化学肥料を使わずに育てられたたけのこを原材料とした製品が増えています。こうした製品は無添加で、私もよく買っています。

✷pH調整剤［合成］、●ビタミンC（V.C）［酸化防止剤／合成］、●クエン酸［酸味料／合成］

○

甘栗

中国産でも有機栽培なので安心

栗をむいてレトルトパックに入れた甘栗製品がいろいろ出回っています。最初に出たのは、「甘栗むいちゃいました」（クラシエフーズ）で、その後、類似の製品が数々売り出されました。

私は講演などで地方に行ったときに、よく駅の売店で甘栗を買って食べます。というのも、駅弁には保存料や漂白剤など危険性の高いものが使われていて食べる気になれず、代わりに甘栗を食べるのです。

甘栗は無添加で栄養価も高く、すぐれた食品といえます。しかも「甘栗むいちゃいました」は有機食品で、栽培時に農薬が使われていないので安心して食べられます。**中身の栗は中国産ですが、日本の農水省が実施している「有機食品の検査認証制度」にもとづいて栽培と加工がおこなわれているので、農薬や添加物を使っていないことは間違いないでしょう。**食べた感じも添加物や残留農薬の刺激は一切ありません。

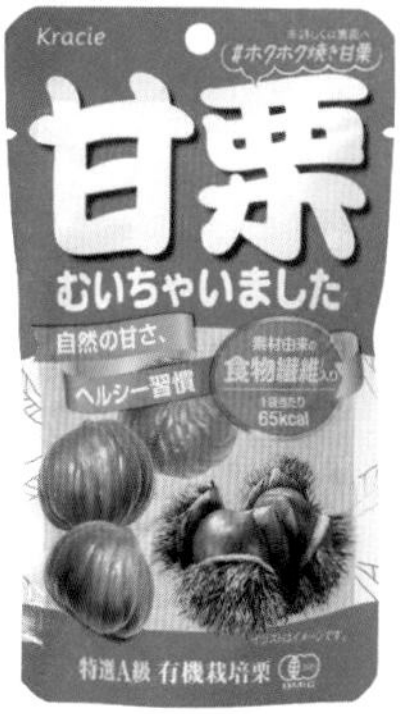

なし

○ ようかん

甘いのにはワケがある

「ようかんは甘すぎて嫌い」という人もいるかもしれません。しかし、砂糖をたくさん使っているのは単に甘くしているだけではなく、じつは保存のためでもあるのです。

塩に保存効果があるのはご存じだと思います。食品に塩が5～10％ふくまれると、細菌は増えることができません。これを「塩蔵《えんぞう》」といいます。砂糖も50～60％ふくまれると、同じような効果があるのです。これを「糖蔵《とうぞう》」といいます。

ようかんの原材料は、通常砂糖、あん、寒天で、砂糖がいちばん多く、保存料は添加されていません。それでも長期間、腐ることはありません。砂糖が細菌の増殖を防いでいるからです。

なかには甘味料のソルビトールを添加した製品がありますが、安全性に問題はありません。

ただし、製品によっては酸味料や香料などを添加したものがあるので、注意してください。無添加のようかんは、味もいいですよ。

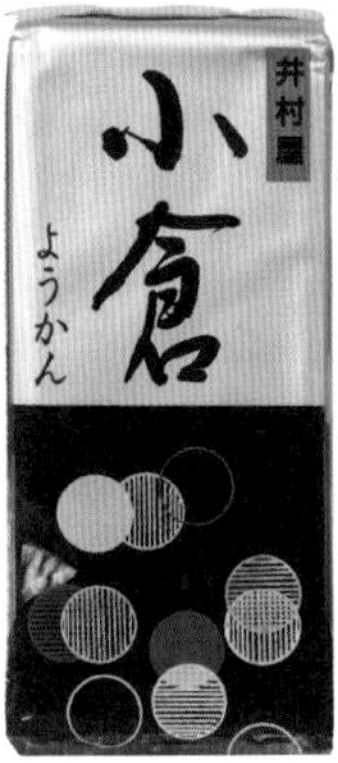

✳酸味料［合成］、✳香料［合成・天然］、●ソルビトール（ソルビット）［甘味料／合成］

○ カステラ
意外に無添加のものが多い

「あのふわふわした食感が好き」という人も多いでしょう。カステラの原材料は、卵、小麦粉、砂糖です。これだけでつくれるので、家庭でもできます。市販のものでも、写真の井村屋の「ふんわりカステラ」のように、ほかに水あめやざらめ糖、バター、もち米あめを加えただけの製品があります。無添加なので、私もときどき食べます。味も気に入っています。

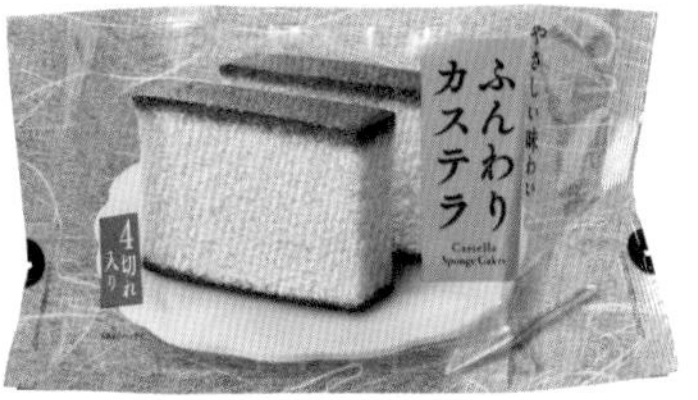

しかし、残念ながら市販のカステラの中には、膨張剤や乳化剤を添加した製品も売られています。大量に生産するためには、これらが必要なのでしょう。

膨張剤は、重曹（炭酸水素Na）をメインに数品目を組み合わせて使われることが多くなっています。毒性の強いものは見当たりませんが、食べたあとに重曹などの独特の味が口に残り、胃に刺激をうけることも。

乳化剤は、水と油など混じりにくいものを混ぜ合わせるために使われますが、不安なものもあります。

膨張剤［合成］、乳化剤［合成］

○

プレーンヨーグルト

栄養価が高く、お腹にもいい

「カルシウムやたんぱく質が多く、お腹にもいい」ということで、プレーンヨーグルトを食べている人も少なくないでしょう。明治の「ブルガリアヨーグルト」、森永乳業の「ビヒダス」、小岩井乳業の「小岩井生乳１００％ヨーグルト」などがポピュラーです。これらのプレーンヨーグルトの原材料は、「生乳、乳製品」または「生乳」で、添加物は使われていません。**ヨーグルトにふくまれる乳酸菌やビフィズス菌が、「お腹の調子を整える」ということで、特定保健用食品としても許可されています。**

しかし、いちごやキウイフルーツなどの味のついたフルーツヨーグルトは無添加ではないので、ご注意を！　それらには香料や酸味料、着色料などが添加されています。とくに香料はかなり強いにおいがして、私はこうしたヨーグルトを食べると、気分が悪くなります。

また、ヨーグルト本来の酸があるところに、さらに酸味料が加えられた場合、胃に刺激があるようです。ほかに、合成甘味料のスクラロースを添加した製品もあるので注意してください。

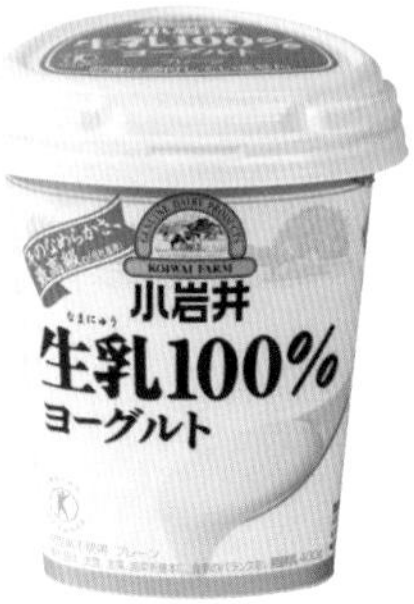

なし

ナッツ類

無添加で食塩不使用がベスト

アーモンドやカシューナッツ、クルミなどのナッツ類は、酒のつまみに最適です。「さきいかなどより、ナッツのほうが好き」という人もいるでしょう。かくいう私もその一人です。

ナッツ類は乾燥していて、もともと味があるので、保存料や調味料などの添加物は使われません。ただし食塩が多く使われている製品があるので、高血圧などで塩分をひかえている人は注意してください。なお、写真の製品のように食塩を使っていないものもあります。

ナッツ類は輸入物がほとんどですが、まれにアフラトキシンB_1というカビ毒が発見されることがあります。これは、猛毒で発がん性もあります。ただし検疫所《けんえきじょ》で検査をおこない、アフラトキシンB_1が発見されたときは、製品は廃棄《はいき》されますので、ご安心を！

製品によっては、調味料（アミノ酸等）などが添加されていることがあるので、原材料名をよく確認してから買ってください。

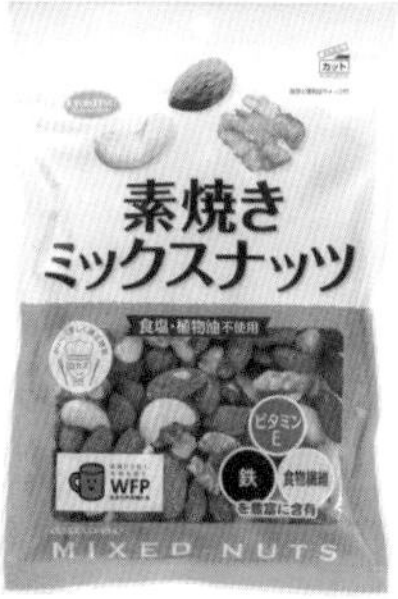

なし

○ おつまみ

無添加おつまみで、お酒がすすむ

家でお酒を飲むときに便利なのが市販のおつまみ。さきいか、あたりめ、豆製品などがポピュラーですが、**意外に無添加の製品が多いのです。**

たとえば、なとりの「いつものおつまみ　あたりめ」の原材料は、「いか（輸入）、食塩」のみ。また同社の「技の逸品 さきいか漁火」は、「いか（輸入又は国産（5％未満））、砂糖、食塩、酵母エキス、清酒」で、添加物は使われていません。同社の「おつまみジャストパック フィッシュアーモンド」も、「アーモンド（アメリカ）、いわし、砂糖、水あめ、ごま、食塩、香辛料」で、やはり添加物は使われていません。

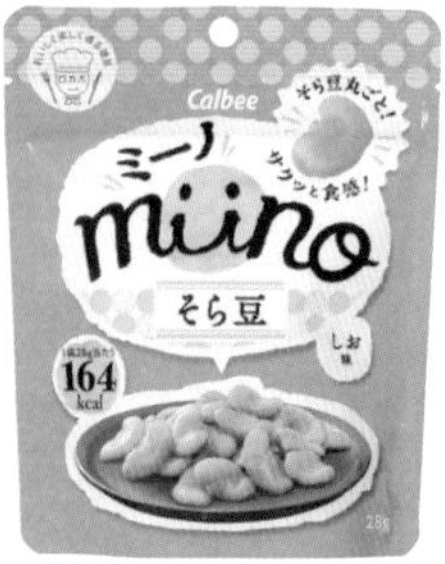

それからカルビーの「ミーノ　そら豆」は、「そら豆（中国又はエジプト）、植物油、食塩／酸化防止剤（ビタミンC）」、「ミーノ　大豆」は、「大豆（北海道産、ゆきほまれ100％）、植物油、食塩／酸化防止剤（ビタミンC）」で、添加物は安全なビタミンCのみです。

ただし製品によっては、合成保存料のソルビン酸Kや、あるいは第1章で取り上げた春日井製菓の「グリーン豆」のようにタール色素を使っているので、注意してください。

✸ソルビン酸K（カリウム）［保存料／合成］、✸黄4（黄色4号）［着色料／合成］、✸青1（青色1号）［着色料／合成］、✸調味料（アミノ酸等）［合成］、✸膨張剤［合成］

○ 茶・ウーロン茶飲料

ビタミンCの意外な使い方

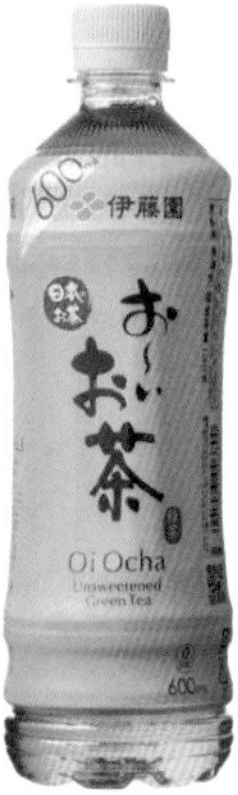

「水代わりに、お茶飲料を飲んでいる」という人も多いでしょう。街なかの自動販売機には、ペットボトル入りのお茶飲料がズラッと並んでいます。これらの原料は緑茶やウーロン茶ですが、ビタミンCという表示があるのをご存じですか？

「ビタミンCを強化しているんだ」と思う人もいるでしょう。しかし、本当はそうではないのです。お茶飲料は時間とともに色が変わっていきます。色素に酸素が結びついて（これを酸化といいます）、変色するからです。また、味や風味も酸化によって落ちてしまいます。

ビタミンCには、酸化を防ぐ働きがあります。そこで、これを添加して色や風味が変わるのを防いでいるのです。「栄養強化」と思わせて、「酸化防止」とはちょっとズルイですね。ただ、ビタミンCはもともとレモンやいちごなどにふくまれる成分なので、安全性に問題はありません。

●ビタミンC［栄養強化剤・酸化防止剤／合成］

○

野菜ジュース

香料入り製品に注意！

「現代人は、野菜が不足している」とよくいわれます。そこで、手軽に野菜が摂《と》れると人気なのが野菜ジュースです。缶入りのトマトジュースや野菜ジュース、また「野菜一日これ一本」（カゴメ）や「1日分の野菜」（伊藤園）のように紙パックやペットボトル入りの製品が出回っています。

これらの多くは無添加です、ただし、香料が添加されている製品もあるので、ご注意を！　また食塩が多い製品もあるので、これも注意。写真の製品は無添加で、食塩も使っていません。

なお、「野菜一日これ一本」や「1日分の野菜」を1本飲めば、「これで野菜は十分」と思っている人がいますが、そうではありません。これらは、あくまで1日に摂《と》ることが望ましいとされる350g分の野菜を搾ってつくったジュースという意味です。**1日に必要な野菜の栄養をすべてふくんでいるわけではないので、勘違いのないように。**ただし、野菜にふくまれる栄養を一定程度手軽に摂《と》れることは間違いありません。

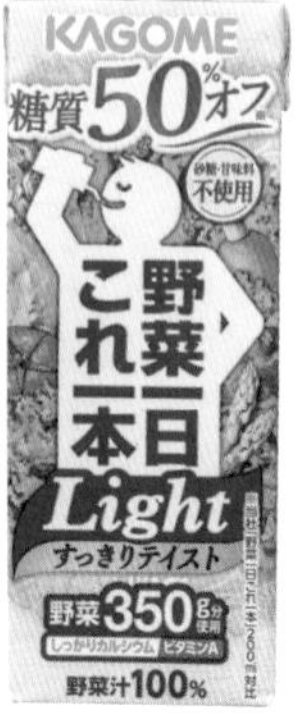

✷香料［合成・天然］、●ビタミンC［栄養強化剤・酸化防止剤／合成］

○ 豆乳

無添加のものを選ぼう！

「健康によさそうだから」と豆乳を飲んでいる人は多いと思います。ただし無添加とそうでないものがあります。写真の「キッコーマンおいしい無調整豆乳」（キッコーマン）や「スゴイダイス」（大塚食品）などは無添加ですが、最もポピュラーな「キッコーマン調整豆乳」には、乳化剤や香料、糊料のカラギナン（カラギーナン）、乳酸カルシウムなどが添加されています。

糊料は、トロミや粘りをつけるものです。**カラギナンは、海藻の一種から抽出されたものですが、動物に大量にあたえた実験では、がんを促進させることがわかっています。**また鶏卵に注射した実験では、ヒナに異常が見られました。これらの実験結果を見る限り、避けたほうが無難です。一方、乳酸カルシウムは栄養強化剤の一種です。また「酸」の一種なので、保存性を高める働きもあります。

なお、「キッコーマンおいしい無調整豆乳」は無添加であるにもかかわらず、大豆特有の青臭さがなく、その名の通り「とてもおいしい」豆乳です。ぜひ一度飲んでみてください。

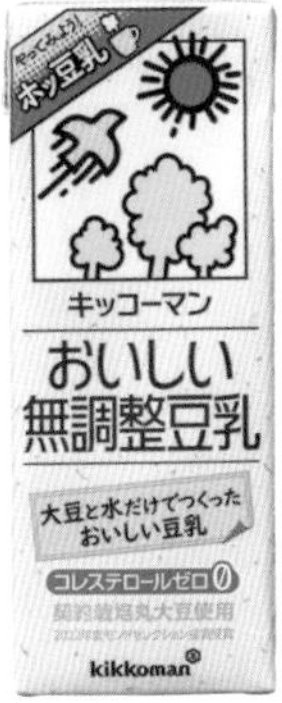

✱カラギナン（カラギーナン）［糊料／天然］、✱乳化剤［合成］、✱香料［合成・天然］、●乳酸Ca（カルシウム）［栄養強化剤／合成］

○

牛乳

牛乳は、生乳だけからつくられる

牛乳には添加物は使われていません。なぜなら乳等省令（乳及び乳製品の成分規格に関する省令）によって、「牛乳」とは、生乳（牛から絞った乳）だけを原料に使い、無脂肪固形分8・0％以上および乳脂肪分3・0％以上ふくむものと決められているからです。つまり、**水やそのほかの原料、添加物を加えてはいけないのです。**

通常の牛乳は、130℃で2秒間殺菌されています。この方法で製造された牛乳を超高温殺菌牛乳と言い、写真の「明治おいしい牛乳」（明治）もそうです。このほか低温殺菌牛乳（62～68℃で30分間殺菌）、高温殺菌牛乳（72～75℃で15秒以上殺菌）などがあります。

ちなみに牛乳のほかに、加工乳や乳飲料があります。加工乳は、牛乳に脱脂粉乳やクリームなどの乳製品を加えたもので、脂肪分を調整しています。乳飲料は、牛乳と乳製品を主原料として、コーヒーや果汁、糖類などの乳以外の成分を混ぜたもので、さらに炭酸CaやビタミンDなどの栄養強化剤、乳化剤などが添加されることがあります。

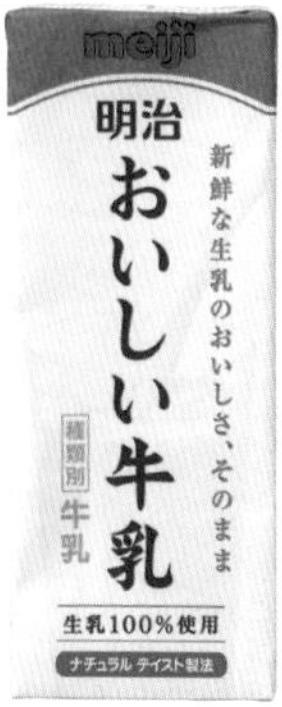

なし

○ 青汁

粉末は無添加のものが多い

「健康によさそうなので、青汁を毎日飲んでいる」という人もいるでしょう。スーパーなどには紙パックに入った製品が並んでいます。またドラッグストアには粉末状の製品が各種並んでいます。テレビの通販番組でも、粉末状の製品が売られています。

青汁の主流は、粉末状の製品と言っていいでしょう。**ほとんどが添加物は使われていません。**写真の製品もそうで、原材料は「大麦若葉粉末（国内製造）」のみです。ただし、製品によっては、ビタミンAやビタミンE、ビタミンB2などの栄養強化剤を添加したものもあります。一方で、天然甘味料のステビア、また合成甘味料のアスパルテームやスクラロースなどを添加した製品もあるので注意してください。

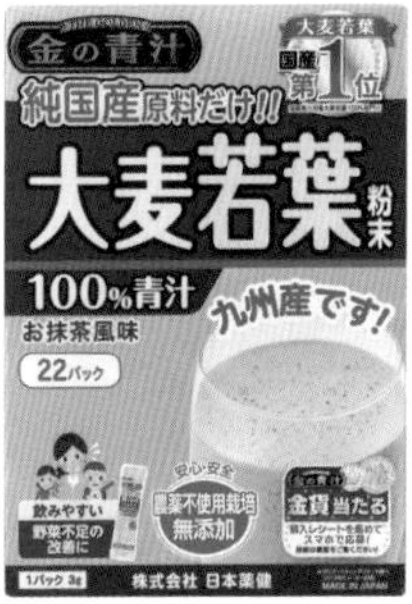

ちなみに私も、毎日青汁を飲んでいます。「有機大麦若葉100%」（ファイン）という製品で、有機栽培の大麦若葉を粉末状にした製品です。ただし、これはアマゾンで購入しているもので、ドラッグストアやスーパーなどでは売られていません。

✹アスパルテーム［甘味料／合成］、✹スクラロース［甘味料／合成］、✹ステビア［甘味料／天然］、✹増粘多糖類［増粘剤／天然］、✹酸味料［合成］、✹香料［合成・天然］、✹ビタミンB1［栄養強化剤／合成］、●ビタミンC［酸化防止剤・栄養強化剤／合成］、●ビタミンE［酸化防止剤／合成・天然］、●ビタミンA［栄養強化剤／合成］、●ビタミンB2［栄養強化剤／合成］

○

インスタントコーヒー

風味や味はいまいちだが

「インスタントコーヒーって、いいの？」と首をかしげる人もいるかもしれませんね。しかし、添加物は使われていないのです。

インスタントコーヒーは、ほとんどがフリーズドライ製法によってつくられています。コーヒー液をマイナス40℃程度で急速に凍結《とうけつ》し、真空状態にして水分を蒸発させる方法で、粗い粒状になります。風味が失われにくいという特徴があります。このほか、スプレードライ製法でもつくられています。こちらは、高温にしたコーヒー液を噴射して乾燥させる方法で、粉状になります。大量生産が可能ですが、風味が失われやすいのが欠点です。

いずれの製法でも、水分を蒸発させるだけですから、添加物は使われません。ただし、風味や味は「いまいち」といわざるをえません。本来のコーヒーを味わいたいのであれば、コーヒー豆の粉を使わなければ無理なようです。なお、カフェオレをつくる際には、インスタントコーヒーは手軽で便利です。

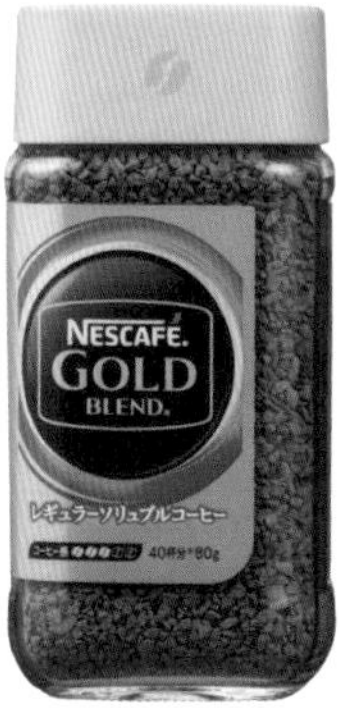

なし

○ ココア
体が温まり、便通も改善！

冬の寒い日に飲むと、体が温まるココア。アイスでもよく溶かせば飲むことができます。

スーパーなどには、粉末状のココアパウダーが売られています。写真の「森永ココア純ココア」（森永製菓）は代表的な製品で、原材料は「ココアパウダー」のみで添加物は使われていません。

また世界的にも有名な「バンホーテンココア」（片岡食品）も、やはりココアパウダーのみです。

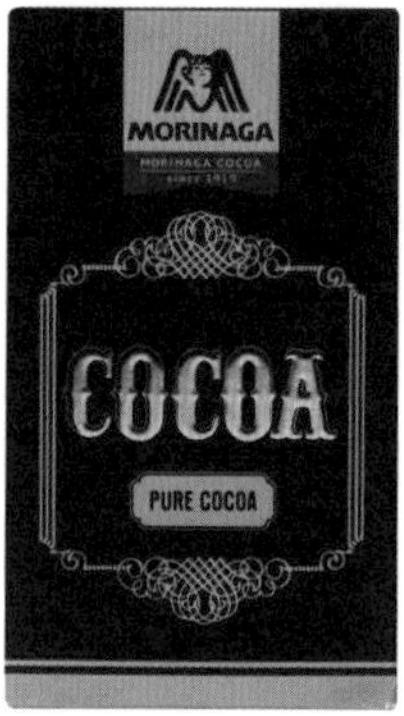

ココアには、リグニンという食物繊維が多くふくまれていて、便通を改善するというデータがあります。実は私もココアを毎日飲んでいて、便通がよいことを実感しています。

なお、脱脂粉乳やクリーミングパウダーなどが入ったミルクココアも売られていますが、香料やpH調整剤、乳化剤などが添加されています。私は断然無添加の純ココアをおススメします。

✳香料［合成・天然］、✳pH調整剤［合成］、✳乳化剤［合成・天然］

○

ソース
無添加の製品を選んで欲しい

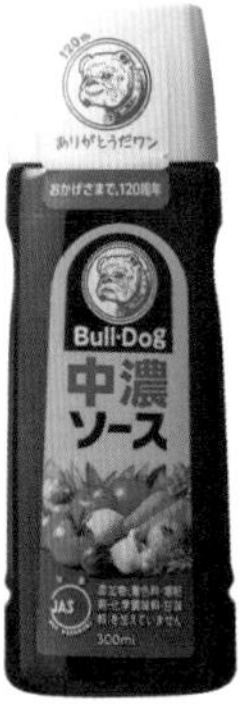

ソースは、長期間常温で置いておいても腐ることがありません。でも、保存料は使われていません。「どうして腐らないの？」。その秘密は、原材料の醸造酢にあります。**酢の主成分は酢酸ですが、酢酸には細菌が増えるのを防ぐ働きがあるのです。また、食塩も細菌の増殖を抑えています。**

保存料が使われていないのはいいのですが、製品によっては、茶色い色を濃くするためにカラメル色素が使われています。さらにトロミをつける増粘多糖類や調味料（アミノ酸等）を添加したものも。カラメル色素はデンプンや糖類などを加熱してつくりますが、その際にアンモニウム化合物を混ぜたものがあって、そのカラメル色素には発がん性のある4－メチルイミダゾールがふくまれています。

スーパーなどでは、無添加のソースが多く売られているので、そちらを買ってください。ちなみに、写真の「ブルドック中濃ソース」（ブルドックソース）も無添加です。

カラメル色素［着色料／天然］、増粘多糖類［増粘剤／天然］、調味料（アミノ酸等）［合成］

○ ケチャップ

赤い色は着色料ではありません

トマトケチャップの原材料は、トマト、糖類、醸造酢、食塩、たまねぎ、香辛料などで、添加物は使われていません。濃い赤い色をしていますが、トマトにふくまれるβ－カロチンやリコピンの色で、着色料は使われていません。

また長期間保存することができますが、保存料は添加されていません。醸造酢が保存料の役目を果たしているのです。酢の主成分は酢酸で、細菌が増えるのを抑える働きがあるからです。

ちなみにお寿司にも酢が使われますが、味つけのほかに細菌を増やさないためでもあります。

ただし、ケチャップにふくまれる醸造酢の働きが十分でない場合があり、製品によっては冷蔵庫に入れてもカビが生えることがあるので、注意してください。

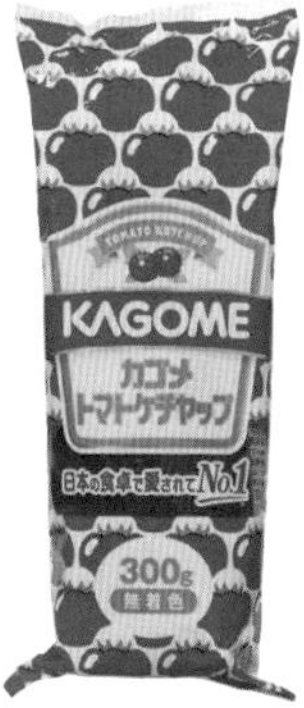

なし

○

醤油
大手は安全だが、中小からは危険な製品も

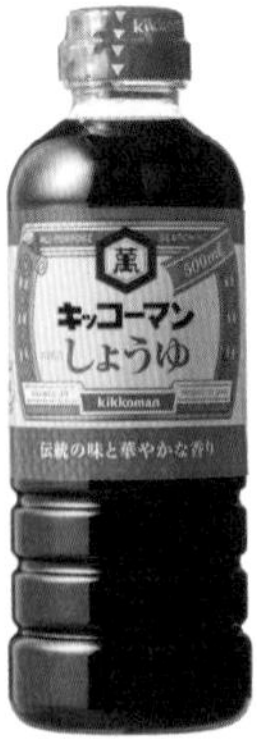

「キッコーマンしょうゆ」には、「脱《だっ》脂《し》加《か》工《こう》大豆《だいず》」（大豆（アメリカ又はカナダ（5％未満））（分別生産流通管理済み））、小麦、食塩、大豆（分別生産流通管理済み）／アルコール」と表示されています。「分別生産流通管理済み」とは、遺伝子組み換え大豆の混入を防ぐために生産から流通、製造加工の各段階で、遺伝子組み換え大豆と分けて（分別）管理されているということです。脱脂加工大豆は、大豆油を搾ったあとのものです。

それから小麦と食塩、最後に「アルコール」。これは酒精と同じで、エチルアルコールのことです。つまり、飲料として売られている発酵アルコールと同じものです。醤油は醸造の過程でアルコールができますが、バラつきがあるため、アルコールを添加して均一にしているのです。また保存性を高める効果もあります。

アルコールは、安全性に問題はありません。大手のキッコーマンやヤマサ醤油の醤油に添加されているのは、アルコールだけです。しかし、地方の中小メーカーの製品には、保存料の安息香酸Naやカラメル色素などが添加されていることがあるので、注意してください。

✹安息香酸Na（ナトリウム）［保存料／合成］、✹カラメル色素［着色料／天然］、●アルコール［一般飲食物添加物］

味噌

酒精は問題なし

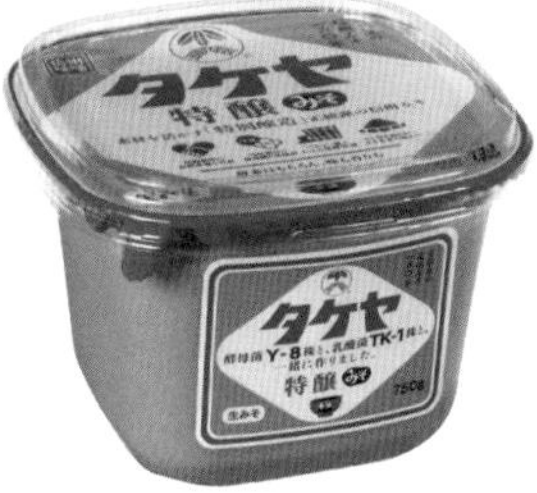

スーパーなどで売られている味噌には、たいてい「大豆（遺伝子組み換えでない）、米、食塩、酒精」という表示があります。遺伝子組み換え食品を嫌う消費者が多いため、遺伝子組み換えでない大豆を使っているのです。米も味噌づくりには必要です。ただし、大豆のみの豆味噌や麦を使った麦味噌もあります。

「酒精とは？」と思う人もいるでしょう。これは、エチルアルコールのことです。つまり、飲料として売られている発酵アルコールと同じものです。**エチルアルコールには殺菌作用があるので、これを加えることで、麹菌《こうじきん》による発酵が進みすぎてガスが発生するのを防いでいるのです。**

なお、アルコールを使わない、無添加の味噌も売られています。アルコールに過敏に反応する人でも、安心して食べることができるでしょう。

中には、ビタミンB_2が添加された製品もあります。きれいな黄色に見せるためです。安全なものですが、こうした添加物をふくまない製品のほうがよいでしょう。

●酒精［一般飲食物添加物］、●ビタミンB_2［着色料／合成］

○ にぼし
大手の製品は問題なし

「味噌汁のだしにはにぼしを使っている」、あるいは「小さいにぼしをそのまま食べている」という人もいるでしょう。

にぼしは、カタクチイワシなどを煮て干したものです。ただし酸化して変質しやすいという問題があります。とくに脂肪中の不飽和脂肪酸が酸化すると、有害な過酸化脂質ができてしまいます。

そこで酸化を防ぐために、酸化防止剤が使われています。ヤマキやマルトモなど大手の企業では、酸化防止剤としてビタミンEを使っています。ビタミンEは、植物油や小麦胚芽などに多くふくまれる栄養成分です。化学的に合成されたビタミンEや大豆やヒマワリなどから抽出されたものが使われています。どちらも安全性に問題はありません。

ただし地方の中小メーカーで、BHA（ブチルヒドロキシアニソール）を使っているケースがあります。これは動物実験で発がん性が認められているので、危険です。

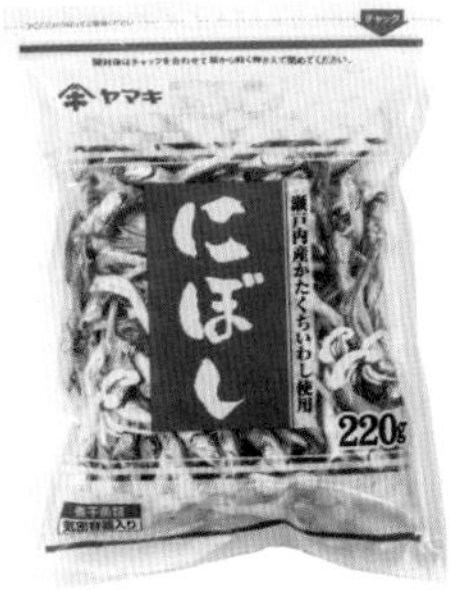

✹BHA（ブチルヒドロキシアニソール）［酸化防止剤／合成］、●ビタミンE［酸化防止剤／合成・天然］

○ はちみつ

「純粋」表示の製品にこだわろう

「はちみつを料理に使っている」というご家庭もあるでしょう。独特の甘さや味わいを出すことができますから。

ただし、**はちみつは不正がおこなわれやすい食品のひとつで、法律に基づく公正競争規約によって表示が制限されています。**製品に「純粋」「天然」「生」「完熟」「ピュア」「ナチュラル」「Ｐｕｒｅ」、「Ｎａｔｕｒａｌ」や、これらと類似の意味を表示する場合は、「純粋」または「Ｐｕｒｅ」のみを使用することになっています。「天然」や「生」などは使用できません。

「純粋」「Ｐｕｒｅ」とは、はちみつ以外のものが混入していないということです。また「国産」と表示する場合は、原料蜜のすべてが国内で採蜜されたものでなければなりません。

なお、はちみつは1歳未満の乳児にあたえると、乳児ボツリヌス症になることがあるので、注意してください。

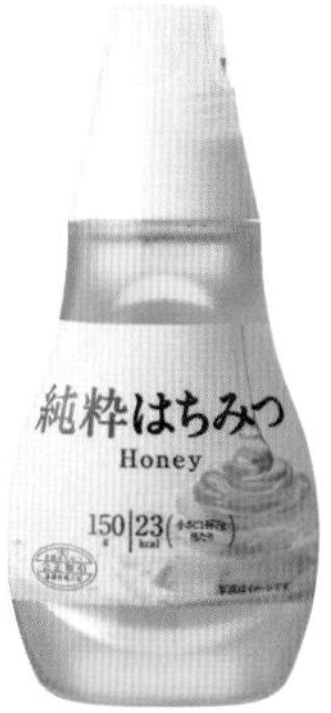

なし

第４章

4

食品添加物早わかりリスト（五十音順）

■4章の見方

・以下は食品表示でよく目にする名称（食品添加物および用途名［一括名］）を五十音順に解説しています。
・各項目は、危険度マーク、名称（食品添加物の物質名または用途名［一括名］）、用途名（名称が用途名［一括名］のものは省略）、合成添加物／天然添加物、LD50の順に記載しています（一部、危険度マークのついていないものもあります）。

✸＝「食べてはいけない」添加物。

✸＝「食べてはいけない」と「食べてもいい」の中間の添加物。

●＝「食べてもいい」添加物。

を示しています。

LD50＝すぐにあらわれる「急性毒性」を示す数値。実験動物の半数（50％）を死亡させる投与量。たとえば、食塩（塩化ナトリウム）では、動物に体重1kgあたり3.75ｇ（3750㎎）経口投与すると半数が死亡します。この場合LD50は3750㎎/kgとなります。LD50**の値が500㎎/kgよりも小さい添加物は、急性毒性が強いといえます。**本書では実験でいちばん急性毒性の強い数値を記載しています。

【あ行】

亜《あ》塩《えん》素《そ》酸《さん》Na（ナトリウム）　漂白剤、合成　LD50　165mg/kg

卵やかんきつ類の皮、生食用の野菜、さくらんぼ、ふき、ぶどう、桃などを漂白するために使われます。しかし、毒性が強いため、使用には「最終食品の完成前に分解し、又は除去すること」という条件がついています。

この条件がついていると、「食品には残らない」という理由で、表示が免除されます。したがって、使われていても消費者にはわからないことになります。

ラットに体重1kgあたり0・165gの亜塩素酸Naを食べさせると、その半数が死んでしまいます。ヒト推定致死量は20～30gで、添加物の中では急性毒性が強いほうです。

慢性毒性もあります。飲料水に0・01％という少ない濃度の亜塩素酸Naを混ぜて、マウス（ハツカネズミ）に30日間飲ませた実験では、赤血球に異常が見られました。

また、同じ濃度の水を妊娠したマウスに飲ませた実験では、生まれた子どもの体重がふつうよりも少なくなっていました。母マウスの消化管が影響をうけて食欲が低下し、お腹の中の子どもに十分に栄養がいかなかったためと考えられます。

さらに、細菌の遺伝子を突然変異させたり、染色体を切断する作用もあります。こうした化学物質は、人間の遺伝子にも作用して突然変異をおこさせ、細胞をがん化させる可能性があります。

ただし、必ずしもがん化がおこるというわけではありません。そういう可能性があるということです。

食品を亜塩素酸Naで漂白したあとは、ふつう水で洗い流しますが、それが不十分な場合、残ってしまう心配があります。

青《あお》1（青色《せいしょく》1号）　着色料、合成　LD50　2000mg以上／kg

「ブルーハワイ」という真っ青なカクテルがあります。きれいな色なので女性に人気があるようですが、青1を使えば、こうした色を簡単に出すことができます。

青1は、急性毒性は弱いのですが、発がん性の疑いがもたれています。青1を2％または3％ふくむ液1mℓを、1週間に1回、94～99週にわたってラットの皮膚に注射した実験で、76％以上に線維肉腫が発生したからです。

肉腫とは、体の上皮組織以外にできるがんのことです。ふつうがんは臓器の上皮組織にできます。胃でも、肺でもそうです。これと区別して、肉腫という言葉が使われています。

この結果をどう評価するかは、なかなかむずかしい問題です。かなり過酷《かこく》な実験とはいえ、高い割合でがんが発生したということは、青1には発がん性があるという見方ができます。

一方で、これは注射による実験であって、口から入る場合とは違うという見方もできます。

添加物は口から入るものなので、注射での実験データはそれほど重要視されない傾向にあります。そのため、いままでも青1は使用が認められています。しかし、だからといって、

「発がんの心配はない」ともいえません。メーカーには、「疑わしきは使用せず」という態度でのぞんでもらいたいと思います。そもそも着色すること自体、必要ないのですから。

青《あお》2（青色《せいしょく》2号）　着色料、合成　LD50　2000mg／kg

和菓子、焼き菓子、おつまみ、冷菓などにほかの色素と混ぜて使われます。急性毒性は弱いのですが、発がん性の疑いがもたれています。

青2を2％ふくむ水溶液を80匹のラットに1週間に1回、2年間注射した実験で、14匹に線維肉腫ができて、転移したものもありました。

この結果も、青1の場合と同じように評価がむずかしいところです。注射によるものですが、約18％にがんが発生し、しかも転移までしています。しかし、添加物は口から入るものですから、この結果をそのままあてはめるわけにはいきません。

このほか、青2を0・5％、1％、2％、5％ふくむえさをラットに2年間食べさせた実験では、2％と5％の群でオスの成長が悪くなりました。これは大量に青2を摂《と》ったために消化器がそれをうまく処理できず、こうした結果になったと考えられます。

赤《あか》2（赤色《せきしょく》2号）　着色料、合成　LD50　10000mg／kg

昔、かき氷のいちごシロップなどに使われていました。あの真っ赤な色は、赤2によるものだったのです。しかし、1976年、アメリカでおこなわれたラットを使った実験で、赤2に発がん性の疑いがあることがわかりました。そのため、同国では使用禁止となりました。

「アメリカがくしゃみをすると、日本は風邪をひく」という言葉があるくらい、日本はアメリカに影響されるのが常ですが、このときばかりは違っていました。その実験に不備があるという理由で、赤2の使用を禁止しなかったのです。

実験では、赤2をふくむえさが44匹のラットにあたえられ、14匹にがんが発生しました。ところが、実験中に半数が死亡したり、動物を混同するなどのミスがあったといいます。日本の厚生省（当時）は、それを問題にしたのです。

しかしアメリカでは、そうした点も十分考慮したうえで、赤2の使用が禁止されたのです。であるなら、日本でも、使用禁止にすべきではないでしょうか。

赤2はラットの妊娠率を低下させて、死産率を高めるという報告もあります。

赤《あか》3（赤色《せきしょく》3号）　着色料、合成　LD50　2000mg以上／kg

なるとやかまぼこ、和菓子などに赤い色をつけるために使われています。どちらかというと、ピンクがかった赤色をしています。タンパク質となじむので、なるとやかまぼこなどによく使われるのです。ただし、赤102に比べると、それほど多くは使われていません。

急性毒性は弱いのですが、慢性毒性があります。ラットに、赤3を5〜50mg、週に2回、6ヵ月間あたえた実験では、赤血球の数が減りました。これは、貧血を引きおこす可能性があるということです。また、甲状腺に腫瘍の増加が認められた実験結果もあります。

食品に添加される赤3の量は、こうした動物実験でえさに加えられる量に比べればずっと少ないのですが、赤3のように自然界にまったく存在しない、分解されにくい化学物質を体内に摂《と》りこむことは、できるだけやめたほうがよいでしょう。

赤《あか》40（赤色《せきしょく》40号） 着色料、合成 LD50 10000mg以上／kg

1991年に使用が認められた比較的新しい添加物です。これ以前から、アメリカやカナダなどでは使用されていましたが、日本では認められておらず、それらの国々は、赤40を使った食品を日本に輸出できませんでした。そこで、日本政府に圧力をかけて、認めさせたのです。

使用される食品は、キャンディやチューインガムなどわずかで、それほど見かけません。メーカーも、安全性に不安をもっているのかもしれません。なにしろ、化学構造が発がん性の疑いの強い「赤2」とよく似ているのです。

化学物質が細胞をがん化させるのは、その遺伝子にくっついて、細胞が分裂する際に変な形の遺伝子にしてしまうからです。そのため細胞は突然変異をおこして、異常な細胞になってしまい、これががん化につながるのです。つまり、赤40が赤2と化学構造が似ているということは、同じように動物にがんをおこす可能性があるということです。

また、赤40はアレルギーをおこすとの指摘もあります。こういう添加物は、摂《と》らないにこしたことはありません。

赤《あか》102（赤色《せきしょく》102号） 着色料、合成 LD50 8000mg以上／kg

紅しょうがや福神漬などに赤い色を出すために使われています。急性毒性は弱いのですが、

あ か さ た な は ま や・ら

純然たる化学物質で体の中でも分解されにくいため、細胞や遺伝子への影響が心配されます。これまでの実験でがんを発生させたというデータはありませんが、その化学構造から、がんをおこすのではないかという疑いをぬぐいきれません。

ラットに赤１０２を２％ふくむえさを90日間食べさせた実験では、赤血球の数が減ってしまい、ヘモグロビン値の低下も見られました。

また、皮膚科の医師のあいだでは、赤１０２が子どもなどにジンマシンをおこすことが知られています。

赤《あか》１０４（赤色《せきしょく》１０４号）　着色料、合成　LD50　２８７０mg／kg

かまぼこやソーセージ、でんぶ、和菓子などに使われますが、あまり見かけません。細菌の遺伝子を突然変異させることがわかっています。発がん性の疑いがあるとの指摘もあるので、メーカーも使いたがらないのかもしれません。外国では、ほとんど使われていないといいます。

赤《あか》１０５（赤色《せきしょく》１０５号）　着色料、合成　LD50　６４８０mg／kg

かまぼこ、なると、ソーセージなどに使われますが、あまり見かけません。急性毒性は弱いのですが、慢性毒性が認められています。

赤１０５を０・04％という少量ふくむえさをラットに20ヵ月間食べさせた実験では、２ヵ月以降食べる量が減ってしまい、成長が悪くなりました。純然たる化学合成物質なので、ラットも変な味を感じて、食欲を失ってしまうのかもしれません。

また、1%ふくむえさを食べさせた実験では、甲状腺の重さが増えて、肝細胞にある酵素GOTとGPTの値が明らかに上昇しました。これは、肝臓の細胞が壊れているということです。肝臓は、有害な化学物質を解毒する働きがありますが、赤105が負担になって、細胞が壊れた可能性があります。

赤《あか》106（赤色《せきしょく》106号）　着色料、合成　LD50　20000mg以上／kg

しょうがの漬物や魚肉ソーセージなどによく使われています。このほか、桜えび、ハム、洋菓子などにも。ピンクがかった赤色をしています。

動物に赤106を食べさせると、肝臓に多くたまり、そこでつくられる胆汁酸に濃縮されます。人間が、赤106をふくむ食品を食べつづけた場合、同じように肝臓に多く集まることになるので、その細胞に影響をおよぼさないのか、心配になります。

赤106は、細菌の遺伝子を突然変異させたり、染色体を切断するなどの作用があります。これは、細胞のがん化と深い関係があります。肝臓にたまった赤106が、その細胞にこうした悪影響をもたらした結果、がんが発生することにならないのか、気になるところです。外国では、赤106はほとんど使用されていません。

赤キャベツ色素　着色料、一般飲食物添加物

赤キャベツや紫キャベツから抽出された赤または紫色の色素です。安全性に問題はありま

せん。

●アカビート　→ビートレッドを参照

亜《あ》硝《しょう》酸《さん》Na（ナトリウム）　発色剤、合成　LD50 77mg／kg

豚肉や牛肉は時間がたつと黒ずんで、まずそうな色になります。血液の色素や筋肉の色素が空気中の酸素と結びついて変色するからです。

ところが、亜硝酸Naを添加すると、それらと化学反応をおこして安定した色素に変化します。これらはきれいな赤色をしていて、しかも長期間色が変わりません。したがって、ハムやベーコン、ウィンナーソーセージ、サラミ、ビーフジャーキーなどに亜硝酸Naを添加すると、きれいな色を保つことができるのです。いくらやたらこなどでも同様です。

しかし、亜硝酸Naは毒性が強く、これまでの中毒例から、人間の推定致死量は0・18～2・5gです。自殺や殺人などに使われる猛毒の青酸カリ（シアン化カリウム）の致死量は0・15g。すなわち、亜硝酸Naの最小推定致死量は、青酸カリの致死量とそれほど変わらないのです。

もちろん亜硝酸Naを添加されたハムやソーセージなどを食べたからといって、すぐに具合が悪くなるということはありません。添加できる量が制限されているからです。それにしても、こんなに毒性の強い化学物質を食品に添加していいものなのか、疑問を感じます。

また、亜硝酸Naは、食肉にふくまれるアミンという物質と結びついて、ニトロソアミン類という発がん性物質に変化することがわかっています。ニトロソアミン類は、ひじょうに強い発がん性をもっています。

ニトロソアミン類にはいくつか種類があり、代表的なN－ニトロソジメチルアミンを飲料水やえさに0・0001〜0・0005%という低濃度で混ぜて、ラットに長期間あたえると、肝臓や腎臓にがんを引きおこします。動物に亜硝酸塩（亜硝酸Naは亜硝酸塩の一種）とアミンを投与した実験では、胃の中でニトロソアミン類ができて、がんが発生しました。

ニトロソアミン類はこれまで食肉製品からも見つかっているので、すでに市販のハムやベーコンなどに微量ながらニトロソアミン類ができている可能性があります。

アスパルテーム

甘味料、合成　LD50　3000mg以上／kg

「安全である」「いや、安全でない」という論争がずっと続いている、いわくつきの添加物です。

アスパルテームは、アスパラギン酸とフェニルアラニンという2種類のアミノ酸と劇物のメチルアルコールを結合させてつくります。1965年、アメリカの医薬品企業サール社によって開発されました。アメリカでは、1981年に使用が認められましたが、アスパルテームを摂《と》った人たちから、頭痛やめまい、不眠、視力・味覚障害などをおこしたという苦情が相次ぎました。

日本では、味の素株式会社が輸出用として早くからアスパルテームを製造していましたが、1983年に国内での使用が認可されました。これによって、清涼飲料水やダイエット甘味料、ガム、乳酸菌飲料などに使われるようになったのです。

アスパルテームは、アミノ酸のフェニルアラニンをふくんでいるため、フェニルケトン尿症（フェニルアラニンの代謝がうまくいかない体質）の新生児が摂《と》ると、脳に障害がおこることがあります。そのため、「アスパルテーム・L－フェニルアラニン化合物」という表示によって、注意を喚起しています。

アメリカでは、アスパルテームと脳腫瘍との関係がずっと問題視されていて、１９９０年代後半には、複数の研究者によって、アスパルテームが脳腫瘍をおこす可能性があることが指摘されました。

また、２００５年にはイタリアの実験で、濃度の異なるアスパルテームをラットにあたえつづけたところ、白血病やリンパ腫の発生が見られ、投与量が多いほど発生率も高かったという結果が出ています。

人間が食品から摂《と》っている量に近いアスパルテームでも、異常が観察されたといいます。「疑わしきものは食べず」という原則にしたがえば、避けたほうがよい添加物です。

アセスルファムK（カリウム）

甘味料、合成　LD50　２２４３mg／kg

２０００年に認可された新しい添加物です。清涼飲料水や缶コーヒー、ノンアルコールビール、菓子類などに使われています。砂糖の約２００倍の甘味度があります。

マウスに体重１kgあたり６gという大量のアセスルファムKを口からあたえた実験では、痙攣が見られ、死亡したものには、胃粘膜の出血や小腸の充血、肺の鬱血《うっけつ》が見られました。

イヌに0・3%、1%、3%ふくむえさを2年間食べさせた実験では、0・3%群でリンパ球が減少し、3%群では肝臓障害の際に増えるGPTが増加し、リンパ球が減少しました。これは、肝臓にダメージを与えたり、免疫力を低下させることを示唆しています。

アゾキシストロビン

防カビ剤、合成　LD50　5000mg以上/kg

これは、もともとは農薬です。1998年に農薬として登録され、いまでも殺菌剤として使われていますが、2013年に添加物としても使用が認可されました。ラット64匹に対して、アゾキシストロビンを0・006%、0・03%、0・075%、0・15%ふくむえさを2年間食べさせた実験で、0・15%群では途中で13匹が死亡し、胆管炎や胆管壁肥厚、胆管上皮過形成などが見られました。

なお、過形成とは、組織の構成成分の数が異常に増えることで、腫瘍性と非腫瘍性があります。また、ビーグル犬4匹に対して、1日に体重1kgあたり0・05gおよび0・25gを口からあたえた実験では、気管支炎や肺炎の発生頻度が高まりました。

アドバンテーム

甘味料、合成　LD50　5000mg以上/kg

アドバンテームは、2014年に使用が認可された新しい添加物で、甘味が砂糖のなんと14000～48000倍あるとされています。動物実験ではまだ明確な毒性は認められていませんが、新たな未知な化学合成物質なので、摂《と》らないほうが賢明です。

アナトー色素　着色料、天然

ベニノキ科ベニノキの種子から、温めた油脂で抽出するか、溶剤で抽出したのち溶剤を除去して、得られる赤い色素です。カロチノイド色素、カロテノイド色素ともいいます。乳製品、焼き菓子、魚加工品などに使われます。

ラットに対して、体重1kgあたり、アナトー色素を5g口からあたえましたが、死亡例はなく、解剖でも異常は見られませんでした。急性毒性は、きわめて弱いといえます。動物実験では、毒性はほとんど認められていません。

アラビアガム　増粘剤、天然　LD50　8000mg／kg

飲料、氷菓・冷菓（ゼリー、アイスクリーム、シャーベットなど）、調味料などに使われます。マメ科アラビアゴムノキまたは同じ種類の植物の分泌液を乾燥させた「増粘多糖類」の一種です。急性毒性はきわめて弱いのですが、気になるデータがあります。妊娠したウサギに体重1kgあたり0・8gのアラビアガムをあたえた実験では、大部分のウサギが、食欲不振、出血性の下痢、尿失禁をおこして死んでしまいました。

人間では、アラビアガムを吸入すると喘息や鼻炎をおこすとされ、アラビアガムが添加された錠剤を飲んで、発熱、関節痛、発疹などをおこした人がいました。アレルギーをおこしやすい人は注意が必要なようです。

亜《あ》硫《りゅう》酸《さん》塩《えん》 →亜硫酸Na、次亜硫酸Na、二酸化硫黄、ピロ亜硫酸K、ピロ亜硫酸Naを参照

亜《あ》硫《りゅう》酸《さん》Na（ナトリウム） 漂白剤、合成

LD50 600～700mg／kg（二酸化硫黄に換算して）

かんぴょう、甘納豆、煮豆、乾燥果実（干しあんずなど）、えび、キャンデッドチェリー（さくらんぼの砂糖漬け）、ワイン、こんにゃく粉などに使われています。漂白のほかに保存の目的でも添加されます。また、ワインなどには酸化防止剤として添加されていて、「亜硫酸塩」と表示されています。

亜硫酸Naは毒性が強く、人間の場合、4gを飲むと中毒症状があらわれ、5・8gになると胃腸に激しい刺激があります。私の場合、亜硫酸Naが使われた干しあんずを食べると、胃がシクシクします。同じような経験をもつ人もいるのではないでしょうか。

さらに、亜硫酸Naは神経にも影響するようで、0・1％をえさに混ぜてラットに食べさせた実験では、神経炎や骨髄萎縮が見られました。ウサギを使った実験では、胃に出血が見られました。少なからず、亜硫酸Naは胃に悪影響をおよぼすようです。

アルギニン 栄養強化剤、天然

アルギニンはアミノ酸の一種で、たんぱく質を分解することによって、あるいは糖質を発酵させることで得られています。アミノ酸は体内でたんぱく質を構成するもので、安全性に

あ か さ た な は ま や・ら

問題はありません。

アルギニンは、エナジードリンクに「パワーの元」として添加されています。しかし、アルギニンを点滴投与することによって免疫力を高めることは示唆されていますが、食品に添加されている量で、体のパワーアップが図られるというデータは見当たりません。

アルギニン酸エステル　糊料、合成

こんぶやワカメなどにふくまれる粘性物質のアルギニン酸と、溶剤のプロピレングリコールを結合させたもので、正しくは「アルギニン酸プロピレングリコールエステル」といいます。動物実験では毒性はほとんど認められていませんが、アレルギー体質の人が摂取《せっしゅ》すると、皮膚発疹をおこすことがあります。

アルギン酸Na（ナトリウム）　糊料、合成　LD50　5000mg以上／kg

アイスクリーム、ジャム、ソーセージなどに、トロミや粘性をもたせるために、またゼリーには、ゲル化をおこすために使われます。アルギン酸は、もともと海藻などにふくまれる粘性物質で、それにナトリウムを結合させたのが、アルギン酸Naです。

アルギン酸Naを8％ふくむえさを、ラットに生まれてから死ぬまであたえつづけた実験では、体重、食欲、解剖後の観察で、異常は見られませんでした。5％および15％ふくむえさを、ビーグル犬に1年間食べさせた実験では、体重、行動、血液、尿、血糖、一般症状などに異常は見られませんでした。

また、健康な大人に、1日に8gを1週間口からあたえましたが、毒性はまったく観察されませんでした。

アルギン酸はもともと食品にふくまれる成分なので、それにナトリウムを結合させても、毒性はほとんど見られないようです。ただ、ナトリウム（食塩の成分）を摂《と》ることになるので、高血圧の人は、そのことを頭に入れておいたほうがよいでしょう。

アルコール　→酒精を参照

安息香酸《あんそくこうさん》　保存料、合成　LD50　1460mg/kg

キャビア、マーガリン、シロップ、醤油、清涼飲料水などに使われます。安息香酸が発見されたのは1608年と古く、1875年に細菌が増えるのを防ぐことが発見されました。

安息香酸と次項の安息香酸Naをふくむえさで、イヌを250日間育てた実験では、あたえた量が体重1kgあたり1gを超えると、運動失調やてんかんのような痙攣をおこして、死亡する例がありました。

食品に添加される安息香酸は少量ですが、長期間摂《と》りつづけた場合、その影響が心配されます。2006年3月、イギリスで清涼飲料水に添加されていた安息香酸とビタミンCが化学反応をおこして、発がん性物質のベンゼンになっていたことがわかり、製品が自主回収されるという騒ぎがありました。

安息香酸《あんそくこうさん》Na（ナトリウム）　保存料、合成　LD50　1440mg／kg

安息香酸にNaを結合させたものが、安息香酸Naです。清涼飲料水や栄養ドリンクに使われることが多く、ほかにシロップ、醤油、果実ペースト、キャビアなどに使われます。水に溶けやすいという性質があります。

毒性が強く、安息香酸Naを2％および5％ふくむえさをラットに食べさせた実験では、5％群ではすべてが過敏状態、尿失禁、痙攣などをおこして死亡しました。食品に添加される量は制限されているので、こうした害があらわれることはまずないでしょうが、この実験結果から、微量でも胃や腸などの粘膜への影響が心配されます。

アントシアニン　着色料、天然

ブドウ果皮、ムラサキイモ、ムラサキヤマイモのいずれかから抽出された紫色の色素です。どれも食用に利用されているものなので、安全性に問題はありません。

イーストフード　合成

パンは、小麦粉に水とイースト（パン酵母）を混ぜて練り、それを焼き上げてつくりますが、ふっくらとなるのはイーストが二酸化炭素を出すからです。このイーストのえさとなるのが、イーストフードです。

パンをうまく焼き上げるには、火加減や時間の調整など、職人的な技術が必要です。したがって、大量生産するのはなかなかむずかしいのです。ところが、イーストフードをイーストに混ぜると、機械でもふっくらとしたパンを焼き上げることができ、大量生産することができるのです。

イーストフードは添加物の一括名（用途をあらわす総称）です。実際に添加物として使われる物質名は、次のとおりです。

塩化アンモニウム／塩化Mg（マグネシウム）／グルコン酸K／グルコン酸Na／酸化Ca（カルシウム）／焼成Ca／炭酸アンモニウム／炭酸K（無水）／炭酸Ca／硫酸アンモニウム／硫酸Ca／硫酸Mg／リン酸三Ca／リン酸水素二アンモニウム／リン酸二水素アンモニウム／リン酸一水素Ca／リン酸一水素Mg／リン酸二水素Ca

これらから5品目前後をピックアップし、混ぜ合わせてイーストフードがつくられます。中には塩化アンモニウムや炭酸アンモニウムのように膨張剤としても使われているものがあり、イーストフードが、膨張剤の役目をしていると見ることもできます。

本来のパンは、イーストの力でふっくらさせたものですから、膨張剤を使ったパンが本当のパンといえるのか、疑問です。

塩化アンモニウムは毒性が強く、ウサギに2gを口からあたえたところ、10分後に死んでしまいました。また、イーストフードの中には、リン酸をふくむものが多くありますが、リン酸をたくさん摂《と》ると、カルシウムの吸収が悪くなって、骨がもろくなる心配があります。

しかし、一括名表示が認められているため、前の物質名のどれがいくつ使われても、「イーストフード」としか表示されず、消費者には何が使われているのかわからないという問題があります。

イーストフードを使うと、空気の多いパサパサしたパンになり、パン本来の〝しっとり感〟が失われてしまいます。私には、こうしたパンがおいしいとは感じられません。

●一般《いっぱん》飲《いん》食物《しょくぶつ》添加《てんか》物《ぶつ》

食品添加物は、化学的に合成された合成添加物と、植物や海藻、細菌などから抽出された天然添加物（既存添加物）がありますが、このほかに、一般飲食物添加物があります。

これは、ふだん私たちが食べている食品を添加物と同じような目的で使ったり、あるいは食品から特定の成分を抽出して、添加物として使うというものです。およそ１００品目がリストアップされています。

一般飲食物添加物は、もともと食品として利用されているものを添加物として使うというものなので、安全性にまず問題はありません。

指定添加物（≒合成添加物）と既存添加物の場合、厚生労働省がリスト化したもの（認可したもの）以外は、使うことが禁じられています。

しかし、一般飲食物添加物の場合、リストにないものでも使うことができます。その点が、大きな違いです。

✹EDTA-Na

→エチレンジアミン四酢酸二Naを参照

イノシトール　栄養強化剤、天然

サトウダイコンの糖液から分離、あるいは、フィチン酸（米ぬか、またはトウモロコシの種から抽出）を分解して得ます。その由来からいって、安全性に問題ありません。

イマザリル　防カビ剤、合成　LD50　277〜371mg／kg

イマザリルは、輸入されたグレープフルーツ、オレンジ、レモンなどのかんきつ類に使われている防カビ剤です。認可されたのは、1992年。しかし、その認可の経緯は、とうてい納得できるものではないのです。

このころ、輸入作物のポストハーベスト、すなわち作物を収穫してからの農薬使用が問題になっていました。ポストハーベストは、アメリカなどでは貯蔵や輸送のために認められていましたが、農作物に農薬が残留しやすい使い方であり、日本では認められていませんでした。

当時、この問題に取り組んでいた市民グループの日本子孫基金（現・食品と暮らしの安全基金）では、外国産の農産物の残留農薬を調べていて、アメリカから輸入されたレモンに殺菌剤のイマザリルが残留していることを発見しました。同国では、イマザリルが農薬として認められていて、ポストハーベストとして収穫後のレモンなどに使われていたのです。

しかし、日本ではイマザリルは、農薬としても食品添加物としても認められていませんでした。つまり、イマザリルが残留したレモンは、食品衛生法に違反していたのです。本来なら、このレモンは廃棄されるべきものです。

ところが、当時の厚生省が何をしたかというと、すぐにイマザリルを食品添加物として認めてしまったのです。「開いた口がふさがらない」というのは、まさにこのことです。国民の健康を守ることよりも、アメリカが日本にレモンを輸出できることのほうが大切なのです。

イマザリルは海外では農薬として使われているくらいですから、毒性が強い化学物質です。急性毒性が強く、ラットに体重1kgあたり277〜371mgを口からあたえると、半数が死んでしまいます。ヒト推定致死量は、20〜30gです。

また、イマザリルを0・012%、0・024%、0・048%ふくむえさをマウスに長期間食べさせた実験では、運動が過剰になったほか、生まれた子どもが授乳期に体重が増えにくくなり、神経行動毒性が認められました。

このほか、国際化学物質安全性計画（IPCS。世界保健機関［WHO］が主導する活動）が作成した国際化学物質安全性カード（ICSC）には、「肝臓に影響をあたえ、機能障害や組織損傷をおこすことがある」とあります。

こうした危険な化学物質が十分な審査もなされず、添加物として認められ、いまも堂々と使われているのです。

ウコン色素（ターメリック色素）　着色料、天然　LD50　2000mg/kg

ウコン色素は、ショウガ科ウコンの根茎の乾燥品から、温めたエチルアルコールまたは温めた油脂で、または溶剤で抽出して得られたものです。ターメリック色素、あるいはクルクミンともいいます。

ウコンはご承知のようにカレー粉の原料となるものです。最近では、肝臓などの働きを高めるということで、その粉が健康食品としても売られています。ですから、「安全性に問題はない」といいたいところなのですが、ウコンから特定の色素成分を抽出したウコン色素の場合、それを動物にあたえると、毒性が出てしまうのです。

まず急性毒性ですが、マウスに対して、体重1kgあたりウコン色素2gを口からあたえると、その半数が死亡します。急性毒性は弱いながら、あることになります。

また、マウスとラットに対して、ウコン色素を0・1%、0・5%、1・0%、2・5%、5・0%ふくむえさを13週間食べさせた実験では、マウスで肝臓の重量が増加し、高濃度投与群では肺重量、胸腺重量、腎重量の低下が見られました。またラットでは、肝臓の重量が増加したほか、メスで心臓と肺の重量が低下しました。

これらの結果から、ウコン色素が肝臓やその他の臓器に影響をおよぼしていると考えられます。そのため、「ウコン色素は安全」と言い切ることはできません。ただし、ウコンは前述のようにカレー粉の原料として使われ、広く食されています。そのことを考えあわせると、大量に摂取《せっしゅ》しつづけなければ、それほど問題はないと考えられます。

栄養《えいよう》強化《きょうか》剤《ざい》

合成・天然

強化剤ともいいます。食品に栄養を強化するために添加されます。ビタミン類、アミノ酸類、ミネラル類があります。いずれも栄養成分なので、安全性に問題はないでしょう。表示免除になっているので、使われていても表示されません。ただし、メーカーが自主的に表示するケースもあります。

●エチルアルコール　→酒精を参照

エチレンジアミン四酢酸二Na（ナトリウム）　酸化防止剤、合成

LD50　2000～2200mg／kg

缶詰やビン詰に使われます。略称は、EDTA－Na。毒性が強いため、「最終食品の完成前に、エチレンジアミン四酢酸Ca二Naにしなければならない」という条件がついています。

エチレンジアミン四酢酸二Naを1％ふくむえさを、マウスに205日間食べさせた実験では、成長が悪くなって、赤血球や白血球が減りました。また、血液中のカルシウムが増えて、骨や歯に異常が見られました。

また、受精卵に注射すると、量が多くなるにしたがって孵化率が悪くなり、形態異常が見られました。妊娠したラットに注射した実験では、胎児が死亡したほか、指の数が増える、尾が2本になるなどの異常が見られました。注射による実験ではありますが、催奇形性（お腹の子どもに先天性障害をもたらす毒性）が疑われます。

なお、エチレンジアミン四酢酸二Naは、石鹸やボディシャンプーなどに、石鹸カスができるのを防ぐ目的でも使われています。

エリスリトール

エリスリトールは、添加物ではなく、食品に分類される糖アルコールです。ブドウ糖を原料に、酵母で発酵させてつくられています。

消化されにくいため、エネルギー源とはならず、ノンカロリーとされています。しかし、たくさん摂《と》った場合、消化されないことがわざわいして、下痢を引きおこすことがあります。

1998年には、アサヒ飲料が販売していた清涼飲料水「オー・プラス」が、下痢をおこす可能性があるという理由で、自主回収される騒ぎがありました。この製品には、エリスリトールが大量にふくまれていたのです。

エリソルビン酸Na（ナトリウム）

酸化防止剤、合成　LD50　9400mg／kg

エリソルビン酸は、ビタミンC（L－アスコルビン酸）の異性体（同じ種類の原子を同じ数もっているが、化学構造が違うもの）で、ショ糖（砂糖）やブドウ糖から微生物によってつくられます。エリソルビン酸とナトリウムを結合させたものが、エリソルビン酸Naで、ハムやウィンナーソーセージなどに、発色剤の亜硝酸Naとともに使われています。

急性毒性は非常に弱いのですが、飲料水にエリソルビン酸Naを5％以上混ぜて、ラットに13週間飲ませた実験では、死亡するものがありました。おそらくナトリウムの影響と考えられます。このほか、突然変異性試験、染色体異常が認められています。

塩化《えんか》K（カリウム）　調味料、合成　LD50　2600mg/kg

塩化Kは、天然のカリ岩塩として、塩化ナトリウムや塩化マグネシウムとともに混じっています。工業的には、粗塩を原料に生産されています。塩化ナトリウム（食塩）の代替品として、減塩醤油や塩分カット食塩などに使われています。

しかし、大量に摂取《せっしゅ》すると、消化器を刺激し、嘔吐、血圧上昇、不整脈などをおこします。ただし、塩化ナトリウムに近い物質であり、添加物として微量使われている分にはそれほど問題はないと考えられます。

塩化《えんか》Ca（カルシウム）　豆腐用凝固剤・栄養強化剤、合成　LD50　4000mg/kg

塩化Caは、海水にふくまれる成分。豆腐を固めるにがりとして使われるほか、栄養強化剤として使われることもあります。急性毒性は弱く、安全性に問題はないでしょう。

塩化《えんか》Mg（マグネシウム）　→豆腐用凝固剤を参照

OPP　防カビ剤、合成　LD50　500mg/kg

OPP（オルトフェニルフェノール）は、昔、日本で農薬として使われていた化学物質です。農薬はどれも毒性の強いものです。それを食品添加物として使うのはおかしいと思いませんか？　それにはある理由があったのです。

１９７５年のことです。アメリカから輸入されたグレープフルーツを、当時の農林省の試験場が調べたところ、ＯＰＰが発見されました。この当時、ＯＰＰは食品添加物として認可されていませんでした。したがって、このグレープフルーツは食品衛生法違反ということになります。当時の厚生省は、それを海に捨てることを命じ、実際に廃棄されました。

この処置に対して、アメリカ側は激怒しました。同国では、この当時からＯＰＰの使用が認められていて、同じグレープフルーツが国内では流通していたのです。それが日本では廃棄されたのですから、当然かもしれません。

そこでアメリカ政府は、「ＯＰＰの使用を認めろ！」と、日本政府に激しい圧力をかけてきました。ＯＰＰのカビを防ぐ力は強く、とくにほかの防カビ剤では防げない白カビを防ぐことができました。日本にグレープフルーツを輸出するためには、ＯＰＰの認可がどうしても必要だったのです。

この強い圧力に、日本政府はとうとう屈服して、１９７７年にＯＰＰの使用を認めてしまいました。このころは高度経済成長期のあとで、日本から自動車や電化製品などがアメリカに大量に輸出され、貿易不均衡が生じていました。

それをいくらかでも解消するために、アメリカ側はグレープフルーツやオレンジ、レモンを日本に輸出しようと考えていました。

もし、日本側がＯＰＰの使用を認めないとなると、アメリカ政府はその報復として、自動車などの輸入を制限する可能性がありました。日本政府は、それを恐れたのです。

しかし、ＯＰＰはもともと農薬です。それを添加物として認めるのは、「おかしい！」と誰もが感じるはずです。東京都立衛生研究所（現・東京都健康安全研究センター）の研究者たちも、そう感じました。

そこで、動物実験をおこなって、ＯＰＰの毒性を調べました。その結果、ＯＰＰを１・25％ふくむえさをラットに91週間食べさせた実験で、83％という高い割合で膀胱がんが発生したのです。

都の研究所という公的機関がこうした発表をした場合、ふつうなら厚生省は、すぐにＯＰＰの使用を禁止するはずです。しかし同省は、「国の研究機関で追試をおこなう」といって、すぐに禁止しませんでした。結局、追試の結果、発がん性は認められなかったということで、いまでも使用が認められているのです。

この際、なんらかの政治的な力が働いたことは間違いないでしょう。アメリカ政府は、いろいろ圧力をかけて、やっとＯＰＰの使用を日本に認めさせました。それをすぐに禁止にしたら、報復を受けることは火を見るより明らかです。日本政府は、そうした状況を避けたかったのでしょう。

結局、消費者の健康よりも、アメリカと日本の大企業の利益のほうが大切だったようです。

OPP-Na

防カビ剤、合成　LD50　500mg／kg

ＯＰＰ－Na（オルトフェニルフェノール－ナトリウム）は、ＯＰＰにナトリウムを結合させたものです。ＯＰＰとともに使用が認められました。使われる食品も、ＯＰＰと同じくグレープフルーツ、オレンジ、レモンなどのかんきつ類です。これにも発がん性があります。

東京都立衛生研究所では、OPP－Na0・5〜4％をえさに混ぜて、ラットに91週間食べさせる実験をおこないました。その結果、2％のえさを食べたラットの場合、95％という高い割合で、膀胱や腎臓にがんが発生しました。しかし、この結果も無視されてしまい、いまでも使用が認められているのです。

【か行】

●貝Ca（カルシウム）　栄養強化剤、天然

貝殻を焼いて、得られたものです。成分は酸化Ca。酸化Caは生石灰《しょうせっかい》ともいい、皮膚や粘膜に付着すると炎症をおこしますが、添加物として微量使われている分には問題ないと考えられます。

また、貝殻を焼成せずに殺菌、乾燥し、粉末にしたものも「貝Ca」として使われています。成分は炭酸Caであり、安全性に問題はありません。

✸加工デンプン　糊料、合成

従来食品原材料に「でんぷん」「デンプン」などと表示されたものは、実際には酸化デンプンや酢酸デンプンなどの加工されたデンプン、すなわち加工デンプンであることが少なくありませんでした。

そこで厚生労働省は、2008年10月、11品目の加工デンプンについて、食品添加物として取り扱うことを都道府県に通知しました。その11品目とは次のとおりです。

アセチル化アジピン酸架橋デンプン／アセチル化酸化デンプン／アセチル化リン酸架橋デンプン／オクテニルコハク酸デンプンNa／酢酸デンプン／酸化デンプン／ヒドロキシプロピルデンプン／ヒドロキシプロピル化リン酸架橋デンプン／リン酸架橋デンプン／リン酸化デンプン／リン酸モノエステル化リン酸架橋デンプン

これらの11品目は、いずれもデンプンがベースになっているとはいえ、化学的な処理がおこなわれているため、別の物質になっています。その点では、もとのデンプンと同様に安全という見方はできません。

内閣府の食品安全委員会では、これら11品目について「添加物として適切に使用される場合、安全性に懸念がないと考えられる」としていますが、発がん性や生殖毒性について試験データのない品目もあるため、安全性が十分に確認されているとはいえない状態です。

なお、これら11品目については、いずれも「加工デンプン」という簡略名での表示が認められているため、通常どれが使われていても「加工デンプン」としか表示されていません。

過酸化水素《かさんかすいそ》　漂白剤、合成

1980年1月のことでした。当時の厚生省が、「過酸化水素に発がん性があることがわかったので、食品に可能な限り使用しないように」という通達を、食品業界に出しました。同省の助成金による動物実験で、発がん性が認められたからです。

その実験とは、過酸化水素を0・1％および0・4％の濃度に溶かした水をマウスに74日間飲ませたところ、十二指腸にがんが発生したというものでした。

この当時、過酸化水素は、かずのこやかまぼこ、ゆで麺類の漂白・殺菌に使われていたので、業界は非常に混乱しました。この通達によってこうむった損害を、日本政府に賠償するよう求めた食品業者もありました。

こうした混乱に厚生省はうろたえてしまい、内部では「過酸化水素を使ってもよいが、製品に残留しないように」と、規制をゆるめる意見が出されました。

しかし、過酸化水素が残っているかどうかを調べるのはとてもむずかしく、その時点ではまだ調べる技術が確立されていませんでした。結局、残存していないことを確認できないことがわかり、事実上の使用禁止となったのです。

これでいちばん困ったのは、かずのこの業者でした。かまぼこやゆで麺はほかの添加物に切りかえられましたが、かずのこをきれいに漂白するのはむずかしく、ほかに適当な添加物が見つからなかったのです。それだけ、過酸化水素の漂白作用は強力ということです。

そこで「残留しなければいいのだろう」と、業界をあげて、かずのこから過酸化水素を取り除く研究がおこなわれました。

そして、翌年には、その方法が見出されました。それは、「カタラーゼ」という酵素で過酸化水素を分解するというものでした。

そのため、厚生省は、「最終食品の完成前に分解または除去すること」という条件つきで、過酸化水素の使用を認めたのでした。

現在出回っているかずのこの多くは、過酸化水素による漂白と、カタラーゼによる除去処理がおこなわれたものです。醤油漬けされた製品の中には漂白されていないものもありますが、きれいな薄黄色、すなわち「黄金色」をしているかずのこは漂白されていると見て、まず間違いありません。

その際に気になるのは、過酸化水素が本当に残っていないのかということです。少し古い話になりますが、1995年に、東京都と千葉県で買ったかずのこ4製品について、私が独自に（財）日本食品分析センターで調べてもらったところ、2製品から微量ながら過酸化水素が見つかりました。

過酸化水素を完全に取り除くのはなかなかむずかしいようです。したがって、いま売られている製品に過酸化水素が本当に残っていないのか、不安を感じざるをえないのです。

カゼイン　糊料、合成

カゼインは、もともと牛乳にふくまれる物質で、ふつうはカルシウムと結びつき、さらにリン酸Caと結びついています。牛乳が白く見えるのは、これらの成分によるものです。

カゼインは、アイスクリームやゼリー、魚肉練り製品などに使われます。元来、牛乳にふくまれる成分ですから、安全性に問題はないと考えられます。

カゼインNa（ナトリウム）　糊料、合成　LD50　400～500mg／kg

カゼインに、ナトリウムを結合させたのが、カゼインNaです。水によく溶けるため、カゼインより利用範囲が広く、アイスクリーム、ゼリー、ハム、ウィンナー、めん類、魚肉練り製品などに使われています。

カゼインにナトリウムが結びついただけですから、毒性は弱いはずなのですが、動物に体重1kgあたり5日間連続で0・4〜0・5gを口からあたえると、中毒をおこしてその半数が死んでしまいます。したがって、毒性は弱いとはいえません。ナトリウムが毒性を強めているようです。

カフェイン　苦味料、天然

コーヒー豆や茶葉から、水または二酸化炭素で抽出して、分離・精製して得られます。コーラや栄養ドリンクなどに使われています。

カフェインは、アルカロイドの一種です。アルカロイドとは、植物にふくまれる成分で、人間に対してとても強い生理作用をもっています。コカインやモルヒネなどの麻薬や、タバコにふくまれるニコチンも、アルカロイドの一種です。

カフェインは、アルカロイドの中では作用が穏やかなほうですが、それでも大脳に作用して感覚や精神機能を敏感にし、眠気をさます働きがあります。ですから、夜コーヒーを飲むと、なかなか眠れなくなるのです。

このほか、血管を収縮させたり、尿意をもよおさせたり、胃液を分泌させる働きもあります。そのため、体が十分に発達していない子どもがカフェインを摂《と》ると、脳などへの刺激が強すぎて、興奮したり、眠れなくなるので、コーヒーを子どもに飲ませない親も多いようです。

コーラや栄養ドリンクなどにはカフェインが添加されていますが、それを知らずに子どもに飲ませてしまうと、そうした問題がおこる心配があります。表示をよく見て、カフェインが入っているかどうかを確認するようにしてください。

ガムベース　合成・天然

ガムベースは、その名のとおり、チューインガムの基材となるものです。これを使わないと、ガムをつくることはできません。ガムベースは添加物の一括名で、実際に添加物として使われている物質名は、次のとおりです。

エステルガム／酢酸ビニル樹脂／ポリイソブチレン／ポリブテン／グリセリン脂肪酸エステル／ショ糖脂肪酸エステル／ソルビタン脂肪酸エステル／プロピレングリコール脂肪酸エステル／炭酸Ca／リン酸三Ca／リン酸一水素Ca

酢酸ビニル樹脂は、接着剤としても使われています。その原料となる酢酸ビニルは、動物実験で発がん性のあることが明らかになっています。酢酸ビニル樹脂にも、酢酸ビニルが残っている可能性があり、厚生労働省では、樹脂中に酢酸ビニルが5ppm（ppmは100万分の1をあらわす濃度の単位）以上残っていた場合は、食品衛生法違反としています。こうした問題のあるものは、添加物としての使用を禁止すべきでしょう。

ポリイソブチレンは、石油ナフサ（石油から得られる蒸留物）を分解する際に、副産物としてできるイソブチレンを結合させてつくったものですが、毒性データが見当たりません。

ポリブテンは、石油ナフサから得られるブテンを結合させたものですが、これも毒性データが見当たりません。こうして合成された化学物質を、子どもが好んで口にするガムに添加していいものなのか、非常に疑問を感じます。

しかも、これらが使われていても、「ガムベース」という一括名しか表示されないため、消費者にはわからないのです。

以上は、化学合成のガムベースです。ほかに天然のガムベースも数多くあります。次のものが、それです。

オゾケライト／グアヤク樹脂／グッタハンカン／グッタペルカ／ゴム／ゴム分解樹脂／ジェルトン／ソルバ／ソルビンハ／チクル／チルテ／ツヌー／低分子ゴム／ニガーグッタ／パラフィンワックス／粉末モミガラ／ベネズエラチクル／ホホバロウ／マスチック／マッサランドバチョコレート／マッサランドババラタ／ラノリン／レッチュデバカ／ロシディンハ／ロシン

聞きなれない名前がほとんどですが、大半は「ゴム」と同様に樹木からとった樹液です。毒性の強いものはそれほど見当たりませんが、いくつか問題のあるものがあります。

ホホバロウは、ツゲ科のホホバの実から抽出したロウ物質ですが、0・625％ふくむえさをラットに90日間食べさせた実験で、白血球や脳重量の減少傾向が見られました。

以上のように、天然の物質とはいえ、本来は食品として利用されていないものなので、それを口から摂《と》った場合には、いろいろな体への悪影響があらわれる可能性があるのです。

しかし、すべて一括名の「ガムベース」としか表示されませんので、何が添加されているのかわからないのです。

カラギーナン（カラギナン）　増粘剤、天然　LD50　5000mg以上／kg

しゃぶしゃぶのたれ、ドレッシング、缶コーヒー、スープ、ソース、ゼリー、豆乳、乳飲料、果実飲料、デザート食品などに使われています。ミリン科やイバラノリ科などの海藻を乾燥して得られた「増粘多糖類」の一種です。

急性毒性は弱いのですが、気になるデータがいくつもあります。ラットにカラギーナンを15％および25％ふくむえさを50日間食べさせた実験で、4日目から下痢がはじまり、とくに25％群は激しく、血便が見られました。また、8日目から背中の毛が抜けはじめ、25％群とメスがひどく抜けました。

一方、4％のカラギーナンをふくむえさをラットに6ヵ月間食べさせた実験では、異常は見られませんでした。カラギーナンが少なければ問題はおこらないようですが、大量の場合だと障害がおこってきます。天然添加物の場合、添加する量が多いケースもあるので、気になるところです。

サルでも実験がおこなわれています。アカゲザルに体重1kgあたり50mg、200mg、500mgを1週間に6日、5年間強制的に口からあたえ、それ以降の2年半はえさに混ぜてあたえた実験では、軟便、慢性的な腸の不調、食欲不振、衰弱が見られました。あたえる量が多くなるにしたがって便はやわらかくなり、同じように血便も増加しました。

また、ラットに発がん性物質をあたえて、さらにカラギーナンを15％ふくむえさをあたえた実験では、結腸腫瘍の発生率が高くなりました。発がん物質をあたえずに、カラギーナンをふくむえさだけをあたえた場合、ラット1匹に結腸腺腫が見られました。

このほか、ニワトリの受精卵に、カラギーナンを0・1％ふくむ水溶液を0・1mg投与した実験では、胚死亡率が高くなり、ヒナに脳露出、異常なくちばし、無眼症などが見られ、生まれたヒナの多くは4日目で死亡しました。ヒナに悪い影響をもたらすことは間違いありません。

カラギーナンは、すでにいろいろな食品に使われていますが、こうしたデータを見る限り、安全とはいいがたいものです。

カラメル色素

着色料、天然　LD50　15000mg以上／kg

ソース、コーラ、コーヒー飲料、洋酒、菓子類、ラーメンスープ、漬物など多くの食品に、褐色に着色するために使われています。

カラメル色素には、デンプンや糖蜜、糖類を単に熱処理して得られたものと（カラメルⅠ）、それらに亜硫酸化合物を加えてから熱処理したもの（カラメルⅡ）、また、それらにアンモニウム化合物を加えてから熱処理したもの（カラメルⅢ）、それらに亜硫酸化合物とアンモニウム化合物を加えてから熱処理したもの（カラメルⅣ）の4種類があります。

ただし、「カラメル色素」あるいは「カラメル」としか表示されないので、どれが使われているのかわかりません。

カラメルⅢとⅣの場合、熱処理によってアンモニウム化合物が、4－メチルイミダゾールという化学物質に変化するのですが、これはアメリカの動物実験で発がん性が認められています。したがって、カラメルⅢとⅣは危険性が高いといえます。

一方、カラメルⅠとⅡには4－メチルイミダゾールはふくまれず、それほど毒性は認められていません。つまり、危険とまではいえない状況です。Ⅰ～Ⅳのどれが使われているのか、きちんと表示してもらいたいものです。

カルボキシメチルセルロースCa（カルシウム）　糊料、合成

固形スープや固形調味料、顆粒だしなどを溶けやすくするために使われます。木材パルプに、水酸化Naや炭酸Caなどを化学反応させて合成します。名前が長いので、「CMC－Ca」と表示されることが多い。毒性は、次のカルボキシメチルセルロースNaと同程度です。

カルボキシメチルセルロースNa（ナトリウム）　糊料、合成

LD50　16000mg／kg

アイスクリーム、ジャム、クリーム、ピーナッツバター、ケチャップ、佃煮、ソースなどに使われます。植物にふくまれるセルロースを原料として、水酸化Naなどを反応させて、化学合成されています。名前が長いので、「CMC－Na」または「CMC」と表示されることが多い。

急性毒性はほとんどありません。5％ふくむえさをラットに8ヵ月間食べさせた実験では、成長、臓器重量、主要組織に病的な変化は見られませんでした。

また、20%という大量にふくむえさをラットに2ヵ月間食べさせた実験では、わずかに成長が悪くなって、便がやわらかくなりました。しかし、実際にはこれほど大量に摂《と》ることはないので、心配する必要はないでしょう。

カルミン酸

→コチニール色素を参照

カルミン酸色素

→コチニール色素を参照

カロチノイド色素（カロテノイド色素）

→アナトー色素、パプリカ色素、β-カロチンを参照

カロチノイド色素とは、動植物にふくまれる黄・だいだい・赤を示す色素の総称であり、パプリカ色素やトマト色素、アナトー色素、ニンジンカロテン、β-カロチンなどさまざまな種類があります。ただし、この表示からでは具体的な色素名はわかりません。

カロチノイド色素の多くは安全性に問題はありませんが、クチナシ黄色素のように多少問題のあるものもあります。ただし、全般的に安全性は高いといえます。

カロチン色素（カロテン色素）

着色料、天然

カロチン色素は、植物や動物にふくまれる黄・だいだい・赤を示す色素で、ニンジンカロテン、パーム油カロテン、β-カロチンなどがあります。その由来から、安全性に問題はな

いと考えられます。

環状《かんじょう》オリゴ糖《とう》　製造用剤、天然

シクロデキストリンともいいます。デキストリン（ぶどう糖がいくつも結合したもの）が環状になったもので、その由来から安全性に問題はないと考えられます。

かんすい　合成

かんすいは、漢字で「梘水」と書きます。ラーメンの独特の風味や色合いを出すために使われていました。昔、中国奥地のある湖の水を使ってめんをこねてつくったところ、独特の風味や食感があり、それが評判となって中国全土に広がったといわれています。

その水は、湖の名にちなんで梘水といわれるようになり、その後調べたところ、炭酸Naや炭酸Kを多くふくんでいることがわかりました。

添加物としてのかんすいは、一括名です。現在では、以下の化学物質を組み合わせて、かんすいがつくられています。

炭酸K（無水）／炭酸Na／炭酸水素Na／ピロリン酸四K／ピロリン酸二水素二Na／ピロリン酸四Na／ポリリン酸K／ポリリン酸Na／メタリン酸K／メタリン酸Na／リン酸三K／リン酸水素二K／リン酸二水素K／リン酸水素二Na／リン酸二水素Na／リン酸三Na

かんすいは、炭酸Na、炭酸水素Na（重曹）、リン酸類のカリウム塩またはナトリウム塩を1種類以上ふくんでいます。リン酸の化合物が多くなっていますが、リン酸をたくさん摂《と》ると、カルシウムの吸収が悪くなって、骨がもろくなる心配があります。

炭酸Naは、人間が大量に摂《と》ると、胃や腸の粘膜に傷がつきます。ラーメンを食べると、胸焼けをおこすことがありますが、これが原因となっているのかもしれません。

ポリリン酸Naの場合、3%ふくむえさをラットに24週間食べさせた実験で、腎臓結石ができました。

メタリン酸Naの場合、10%ふくむえさをラットに1ヵ月食べさせた実験で、発育が悪くなって、腎臓の重さが増えて、尿細管に炎症が見られました。

しかし、どれをいくつ使っても「かんすい」という一括名しか表示されないので、消費者は何が使われているのかわからないという問題があります。

●カンゾウ（甘草）　甘味料、天然

マメ科のカンゾウ（甘草）の根茎から、熱水で抽出するか、アルカリ性水溶液で抽出して精製し、得られたものです。主成分は、グリチルリチン酸。

カンゾウは、漢方薬としても使われています。市販のカンゾウエキス製剤を、男性15人と女性34人に13～142日間服用してもらい、血液中のナトリウム、カルシウム、塩素、リン、および血液尿素窒素を測ったところ、ほとんど影響は見られませんでした。

中国産のカンゾウから抽出した乾燥エキスを調整して、ラットとマウスに対して、体重1kgあたり6gを口からあたえましたが、毒性はあらわれませんでした。

甘味料《かんみりょう》　合成・天然

食品に甘味をあたえます。サッカリンNa、ソルビトール、アスパルテーム、アセスルファムK、スクラロースなどが代表的です。個々の添加物によって、毒性は異なります。甘味料は添加物の用途名であり、使用添加物は具体的な物質名が表示されます。

黄《き》4（黄色《おうしょく》4号）　着色料、合成　LD50　12750mg／kg

かずのこ入り惣菜、練りうに、漬物（とくにたくあん）、ドロップ、あめ、和菓子、焼き菓子、かき氷シロップなどに使われています。

タール色素の中では、赤102と並んでよく使われています。急性毒性は弱いのですが、人間が摂《と》ると、人によってはジンマシンをおこすことがあります。一種の拒否反応と考えられます。

黄4を1％ふくむえさでラットを育てた実験では、体重が減ってしまいました。また、2％ふくむえさでは、下痢をおこしました。

動物や人間が下痢をおこすのは、害のある物質が体内に入ってきたとき、それを早く排泄するためです。黄4は、自然界にない化学合成物質なので、体がうまく処理できず、こうしたことがおこると考えられます。また、ビーグル犬にあたえられた実験では、胃炎をおこしました。

このほか、細胞の染色体を切断する作用があります。これは、細胞のがん化と深い関係があります。

黄《き》5（黄色《おうしょく》5号）　着色料、合成　LD50　2000mg以上／kg

お菓子や清涼飲料水、農水産加工品などに使われます。赤3と青1を混ぜるとチョコレート色に、青2と混ぜると黒くなります。黄5の急性毒性は弱いのですが、人間が摂《と》ると、人によってはジンマシンをおこすことがあります。

黄5を1％ふくむえさをイヌに2年間食べさせた実験では、体重が減って、下痢をおこしました。体がうまく処理できずに、早く排泄しようとするためと考えられます。

0・5〜5％ふくむえさをラットに2年間食べさせた実験では、乳腺腫瘍が増えたという疑いがもたれました。それを確認するために、1％および2％ふくむえさを100匹のラットに2年間食べさせましたが、腫瘍の発生は認められなかったということで、いまも使用が認められています。

しかし、「疑わしきは使わず」という原則にもとづけば、使うべきではないでしょう。

キサンタンガム　増粘剤、天然　LD50　1000mg以上／kg

ドレッシング、ソース類、缶詰、プリン、スポンジケーキなどに使われます。細菌のキサントモナス・キャンペストリスの培養液から、分離して得られた「増粘多糖類」の一種です。

イヌに1日に、体重1kgあたり0・25gおよび0・5gのキサンタンガムをえさに混ぜてあたえたところ、0・5g群では便がやわらかくなり、成長がやや悪くなり、コレステロール値が低くなりました。

キサンタンガムは消化されにくいため便がやわらかくなり、またコレステロールを吸収して排泄したため、値が減ったと考えられます。

健康な5人の男性に1日に10・4〜12・9g（3回に分けて）のキサンタンガムが23日間あたえられましたが、血液、尿、免疫、善玉コレステロールなどに影響は見られませんでした。総コレステロールが10％減っていました。このほか、人間がキサンタンガムを1日に10〜13g摂《と》っても、影響はあらわれなかったといいます。

●キシリトール

甘味料、合成　LD50　12500mg／kg

ガムや菓子類、ジャムなどに使われています。

キシリトールは、もともといちごやプラムなどにふくまれている糖アルコールです。1960年ごろから、植物にふくまれるキシロースを原料として、化学的に合成されはじめ、甘味料として使われるようになりました。とくにガムに、「虫歯を防ぐ甘味料」ということで、さかんに使われています。砂糖と同じくらいの甘味があります。

ビーグル犬に、キシリトールを2〜20％ふくむえさを104週間食べさせた実験では、10％以上あたえた群で、肝臓障害の際に増えるGPTが高くなり、肝細胞の色が淡く変化しました。

また、マウスに、2％、10％、20％ふくむえさを102〜106週間食べさせた実験では、10％群と20％群で、体重の増え方が悪くなり、膀胱結石の増加、膀胱細胞の変質と異常増殖が見られました。

ただし、これらは動物にキシリトールをかなり大量に食べさせた実験なので、人間にどの程度の影響があらわれるのかは、よくわかりません。もともといちごやプラムなどにふくまれている甘味成分なので、ふつうに摂《と》っているのであれば、それほど問題はないと考えられます。

●キチン　増粘剤、天然

えびやかになどの甲羅から抽出したものです。実験データが見当たりませんが、安全性に問題はないと考えられます。

●キトサン　増粘剤、天然

キチンを水酸化Na溶液で処理したもので、軟骨成分のグルコサミンからなります。実験データが見当たりませんが、安全性にそれほど問題はないと考えられます。

✹グァーガム　増粘剤、天然

ドレッシング、ケチャップ、こんにゃく、食肉加工品、冷菓、和菓子などに使われます。マメ科グァーの種子をくだいて得られた、あるいはこれをお湯で抽出して得られた「増粘多糖類」の一種です。

グァーガムをふくむダイエット薬を飲んで、食道がふさがってしまったケースがいくつも

あ
か
さ
た
な
は
ま
や・ら

報告されています。

また、カーペット工場の従業員が、グァーガムが原因で喘息をおこしたという報告があります。

ラットに、グァーガムを1～15%ふくむえさを91日間食べさせた実験では、体重の増え方が悪くなり、腎臓の重さや血糖値がやや低くなりました。また、妊娠したマウスに、体重1kgあたり0・8gをあたえた実験では、29匹中8匹が死亡しました。「安全」とはいいがたいものです。

クエン酸

酸味料・pH調整剤、合成　LD50　5040mg／kg

もともとレモンやみかんなどのかんきつ類に多くふくまれる酸です。化学的に合成されたものが、酸味料やpH調整剤として使われています。いろいろな食品に使われていますが、最近では、コンビニ弁当の具材に、保存性を高める目的で添加されています。安全性に問題はありません。

クエン酸Na（ナトリウム）

酸味料・pH調整剤・調味料、合成

クエン酸に、ナトリウムを結合させたものが、クエン酸Naです。安全性に問題はありません。

ただし、ナトリウムを摂《と》ることになるので、その点は頭に入れておく必要があるでしょう。クエン酸と似たような使われ方をしています。

クチナシ色素

着色料、天然　LD50　5000mg以上／kg

インスタントラーメン、生ラーメン、ガム、シロップ、茶そば、飲料、冷菓、リキュールなどに使われています。

アカネ科クチナシの実から、温水で抽出したのち、酵素を添加して分離することで得られます。クチナシ黄色素、クチナシ青色素、クチナシ赤色素があります。

ラットに対して、体重1kgあたりクチナシ黄色素5gを口からあたえましたが、死亡例は見られませんでした。解剖して調べたところ、異常は見られませんでした。

しかし、別のラットに同様に0・8〜5gを口からあたえた実験では、下痢をおこしたほか、肝臓が出血して、それにともなう肝細胞の変性と壊死が見られました。クチナシ黄色素にふくまれる、ゲニポサイドという物質が原因と考えられています。

ラットに、クチナシ青色素を5%ふくむえさを13週間あたえた実験では、体重が減ったり、途中で死亡する例はなく、明らかな毒性は見られませんでした。

マウスに、クチナシ赤色素を4・5%ふくむえさを21週間あたえた実験では、毒性は認められませんでした。

クチナシ青色素とクチナシ赤色素は安全性が高いといえますが、クチナシ黄色素はそうとはいえません。

あ　か　さ　た　な　は　ま　や・ら

苦味料《くみりょう》 天然

食品に独特の苦味をつけるために添加されます。コーヒーやお茶などにふくまれるカフェイン、カカオにふくまれるテオブロミンなどが代表的です。

苦味料は添加物の一括名です。添加物として使われる物質は、化学合成のものはなく、天然の添加物だけで、次のとおりです。

イソアルファー苦味酸／カフェイン／キナ抽出物／キハダ抽出物／ゲンチアナ抽出物／香辛料抽出物／酵素処理ナリンジン／ジャマイカカッシア抽出物／テオブロミン／ナリンジン／ニガヨモギ抽出物／レイシ抽出物

よく使われているのは、なんといっても「カフェイン」で、コーラや栄養ドリンクなどに添加されています。カフェインは、コーヒーや紅茶、緑茶などに多くふくまれていますが、子どもが摂《と》ると、夜眠れなくなったり、興奮しやすくなったりするので、注意が必要です（カフェインを参照）。

苦味料は一括名表示が認められていて、「苦味料」と表示すればよいのですが、メーカーもカフェインに問題があると考えているのか、コーラや栄養ドリンクには、「カフェイン」と表示されています。

苦味料の中で、ほかに問題なのは、ジャマイカカッシアの枝や皮から抽出されたものですが、0・5％ふくむえさをラットに90日間食べさせた実験で、肝臓障害の際に上昇するγ－ＧＴＰが増えていました。

グリシン　調味料、合成

だんごや大福、粉末スープ、惣菜、ピーナッツバター、漬物類などに使われています。グリシンは、タンパク質をつくっている20種類のアミノ酸の一種で、体の中でもつくられています。

また、食べ物にもふくまれていて、とくに魚介類に多くふくまれています。人工的にも合成されていて、それが食品添加物として使われているわけです。

アミノ酸の一種であるグリシンは、「うまみ」があり、調味料として使われていますが、酸の一種なので細菌が増えるのを防ぐ働きもあり、保存の目的でも使われます。また、酸化を防いだり、食品原料が〝なじむ〟ようにするためにも使われます。

その安全性ですが、アミノ酸の一種ですから、「まったく問題ない」といいたいところなのですが、動物実験では、毒性が見られるのです。

ニワトリの白色レグホンに、1日に4g以上のグリシンを口からあたえた実験では、中毒症状がおこり、強い疲労や昏睡に陥り、死亡する例が見られました。

モルモットに口から大量にあたえた実験でも、虚脱症状や呼吸筋の麻痺をおこして、死んでしまいました。ラットに、グリシンを2・5％および5％ふくむ水を口からあたえた実験では、低い割合ですが、膀胱に腫瘍の発生が見られました。

なぜ、食品にふくまれ、人間のタンパク質をつくっているグリシンが、こうした毒性を示すのか不思議です。おそらく動物の場合、グリシンをうまく代謝するシステムを体の中に

あ
か
さ
た
な
は
ま
や・ら

もっていないために、こうした毒性があらわれると考えられます。人間の場合は、こうした毒性はまずあらわれないようです。

●グリセリン　溶剤、合成

脂肪は、脂肪酸とグリセリンが結合した状態のものです。したがって、多くの食品にグリセリンがふくまれていることになります。

グリセリンは、油脂から精製する、炭水化物を発酵または分解する、化学的に合成するなどのいずれかの方法でつくられています。動物実験では、急性毒性はほとんど見られず、その由来からも安全性に問題はありません。

●グリセリン脂肪酸《しぼうさん》エステル　乳化剤・ガムベース、合成

アイスクリーム、マーガリン、パン、ケーキ、生クリームなどに使われています。脂肪に近いもので、食品にもふくまれているので、安全性に問題はありません。動物実験でも、とくに毒性を示すデータは見当たりません。

✴クルクミン　→ウコン色素（ターメリック）を参照

●グルコノデルタラクトン　→豆腐用凝固剤を参照

L-グルタミン酸Na（ナトリウム） →調味料を参照

くん液 製造用剤、天然

スモークフレーバーともいい、ハムやウィンナーソーセージなどに、燻煙した状態に似せるために使われています。

サトウキビ、竹材、トウモロコシまたは木材を燃焼させて、その際に発生したガス成分を捕集し、または乾留して得られたものです。

安全性についてほとんど調べられておらず、したがって、安全なのかどうか不明な状態です。

結《けっ》着《ちゃく》剤《ざい》 →リン酸塩を参照

ゲル化剤 →糊料を参照

香《こう》辛《しん》料《りょう》抽《ちゅう》出《しゅつ》物《ぶつ》 天然

ふだん使われているコショウやニンニクなどの香辛料から、水、エタノール、二酸化炭素または有機溶剤で抽出して得られたもの、あるいは水蒸気蒸留によって得られたものです。

いずれも食品として利用されている香辛料から抽出されたものなので、安全性に問題はないでしょう。ただし、「香辛料抽出物」よりも、簡略名の「香辛料」と表示されることが多いので、本来の香辛料と見分けがつかないのが、多少納得のいかないところです。

酵素《こうそ》　天然

酵素とは、特定の働きをもつタンパク質のことです。カビや細菌の培養液から抽出したものがほとんどで、天然のものだけです。加水分解、酸化、合成などの働きをもつ酵素が使われています。

添加物としての酵素は一括名です。実際に添加物として使われる物質は、α-アミラーゼやリパーゼなど全部で70品目ほどありますが、一括名の扱いとなるので、どれをいくつ使っても、「酵素」という表示しかなされません。安全性については、まだ確認が十分におこなわれていない状態です。

光沢剤《こうたくざい》　天然

光沢を出したり、保湿や被膜をつくるために使われます。果汁グミやチョコレートの表面によく使われています。

光沢剤は添加物の一括名です。実際に添加物として使われる物質は、天然のものだけで、次のとおりです。

ウルシロウ／カルナウバロウ／カンデリラロウ／コメヌカロウ／サトウキビロウ／シェラック／シェラックロウ／パラフィンワックス／マイクロクリスタリンワックス／ミツロウ

／モクロウ／ラノリン

名前からわかるようにほとんどが「ロウ」です。ロウとは、植物や動物からとれる油状の物質で、ろうそくの原料などに使われています。テカリを出すことができるため、グミなどの表面に塗られているのです。

ウルシロウは、ウルシの実から抽出したものなので、ウルシにアレルギーがある人は注意が必要です。しかし、どれがいくつ使われても、一括名の「光沢剤」としか表示されないので、消費者は何が使われているのかわかりません。

香料《こうりょう》　合成・天然

いちごやパイナップルなど、特定の香りをつけるために添加されます。ガム、アイスクリーム、グミ、清涼飲料水、乳酸菌飲料、果汁飲料、シリアル、あめ・キャンディ、フルーツヨーグルトなど、実に数多くの食品に使われています。使いすぎという感が否めません。

香料は添加物の一括名です。実際に添加物として使われる物質は、バニリンや酢酸エチルなど合成香料が約１６０品目あって、危険性のあるものもあります。

このほか、天然香料（植物や海藻などから抽出した香り成分）が、なんと約６００品目もあります。しかし、添加量が０・01％以下と少ないことから問題にされることが少なく、一括名表示が認められています。

ふつう何品目も組み合わせて、独特の香りをつくり出しますが、その組み合わせは企業秘密になっていて、消費者は知ることができません。

合成香料の中には毒性の強いものがあり、サリチル酸メチルは、2%ふくむえさをラットに食べさせた実験で、49週ですべてが死亡しました。また、ベンズアルデヒドは、マウスに1日に体重1kgあたり0・2~0・6gを週5日2年間投与した実験で、前胃の腫瘍発生率を増加させました。このほかフェノール類、イソチオシアン酸アリル、エーテル類なども毒性があります。天然香料も安全性の疑わしいものがあります。たとえば、「コカ(COCA)」。麻薬のコカインの原料となる植物のコカです。

食品にはそれぞれ特有の香りがあるのですから、本来香料は必要ないものです。香料を使うということは、本来の香りに自信がもてないため、人工的なにおいをつけてごまかそうとしているか、強烈なにおいで消費者をひきつけようとしているということでしょう。

メーカーには、安易に香料を使うのはやめてもらいたいし、消費者にも、おかしなにおいのついた食品は買わないようにしてほしいと思います。

コチニール色素

着色料、天然 LD50 5000mg以上/kg

サプリ飲料、ジャム、あめ・キャンディ、ゼリー、冷菓、トマト加工品などに、だいだい色または赤紫色に着色するために使われています。

南米に生息するカイガラムシ科のエンジムシを乾燥させて、お湯または温めたエチルアルコールで抽出して得たものです。カルミン酸、カルミン酸色素ともいい、そう表示されることも少なくありません。

急性毒性はきわめて弱く、ラットに体重1kgあたりコチニール色素を5g強制的に口からあたえましたが、死亡したものはありませんでした。ラットの状態や臓器にも異常は見られませんでした。

しかし、コチニール色素を3％ふくむえさをラットに13週間食べさせた実験では、中性脂肪やコレステロールが増えました。

このほか、細菌の遺伝子を突然変異させることがわかっています。こうした突然変異と発がん性とのあいだには関係があります。

糊《こ》料《りょう》　合成・天然

食品に粘りやトロミをつけるために使われます。糊料は用途名で、使う目的によっては、増粘剤、安定剤、ゲル化剤と表示が異なる場合もあります。

とくに粘りやトロミをつける場合には「増粘剤」、食品をゲル状にする目的で使われた場合には「ゲル化剤」、粘りを強くして食品成分を均一にし、安定させる目的の場合には「安定剤」と表示されます。

糊料の合成の添加物は、20品目程度あります。天然のものは、40品目程度あり、ほとんどが増粘多糖類（増粘多糖類を参照）という多糖類で、用途名なしの「増粘多糖類」という略称で表示されることが多くなっています。

これは、「増粘」という言葉によって増粘剤であることがわかるからです。糊料は、添加物の用途名であり、使用添加物は具体的な物質名が表示されます。

●酢酸Na（ナトリウム）　酸味料・pH調整剤・調味料、合成

酢酸にナトリウムを結合させたものが、酢酸Naです。酸味料、またはpH調整剤として、味つけや保存性を高めるために使われます。いろいろな食品に使われますが、最近、コンビニ弁当の具材によく使われています。

酢酸にナトリウムが結合しただけなので、安全性に問題はありません。ただし、ナトリウムを摂《と》ることになるので、頭に入れておいてください。

✹サッカリン　甘味料、合成

サッカリンは、チューインガムにしか使うことができませんが、実際には使われていないようです。毒性は、次々項のサッカリンNaとほぼ同じと考えられています。

✹サッカリンCa（カルシウム）　甘味料、合成

サッカリンにCaを結合させたもの。その化学構造は、サッカリンや次項のサッカリンNaとほぼ同じであり、毒性もサッカリンNaと同様と考えられます。

✸サッカリンNa（ナトリウム）　甘味料、合成

「サッカリンには発がん性がある」という話を聞いたことがありませんか？

1973年に、アメリカからサッカリンNaに発がん性があるという情報が入ってきました。5％ふくむえさをラットに2年間食べさせた実験で、子宮や膀胱にがんが発生したのです。そこで、日本の厚生省（当時）は、いったん使用を禁止しました。

ところが、その実験に使われたサッカリンNaには不純物がふくまれていて、それががんを発生させたという説が有力になりました。そのため、同省は使用禁止を解除して、再び使えるようになったのです。

その後、1980年にカナダで発表された実験では、サッカリンNaを5％ふくむえさをラットに2世代にわたって食べさせたところ、2代目のオス45匹中8匹に膀胱がんが見られました。しかし、厚生省は使用を禁止せず、いまも使われています。

ダイエット甘味料には、サッカリンNaを使った製品があります。「デパ地下」などで売られているにぎり寿司にも使われることがあります。

なお、ふつう「サッカリン」といえば、サッカリンNaのことです。サッカリンは水に溶けにくいため、ほとんど使われていません。

酸化防止剤《さんかぼうしざい》　合成

食品が酸化して味や色、香りが悪くなるのを防ぎます。安全性の高いビタミンCとEが使

あ
か
さ
た
な
は
ま
や・ら

われることが多い。個々の添加物によって、毒性は異なります。酸化防止剤は、添加物の用途名であり、使用添加物は具体的な物質名が表示されます。

酸味料《さんみりょう》　合成・天然

その名のとおり、食品に「酸味」をもたせるために添加されるのが酸味料です。ただし、酸味をつけるほかに、保存性を高める、酸化を防止する、pHを調整するなどの目的でも使われています。

クエン酸、乳酸、リンゴ酸、氷酢酸などがよく使われていますが、一括名の「酸味料」としか表示されないので、何が使われているのかわからないという問題があります。また、何品目使われていても、「酸味料」という表示しかなされません。

酸味料の多くは、もともと食品にふくまれる〝酸〟です。それを化学的に合成して、添加物として使っているのです。その意味では、毒性はそれほどないのですが、化学合成された純粋なものを一度に大量に摂《と》った場合、過敏症などをおこす心配もあるので油断はできません。

また、乳酸Naのように、酸にナトリウムを結合させたものが多いので、その点も気になるところです。日本人は、ナトリウムをふくむ食塩をとりすぎる傾向があり、高血圧などの原因になっています。

こうした添加物でナトリウムを摂《と》りつづけた場合、どういう影響が出るのか、多少不安を感じます。

合成の酸味料は、次のとおりです。
アジピン酸／クエン酸／クエン酸三Na／グルコン酸／グルコン酸K／グルコン酸Na／グルコノデルタラクトン／コハク酸／コハク酸一Na／コハク酸二Na／酢酸Na／DL-酒石酸／L-酒石酸／DL-酒石酸Na／L-酒石酸Na／二酸化炭素／乳酸／乳酸Na／氷酢酸／フマル酸／フマル酸一Na／DL-リンゴ酸／DL-リンゴ酸Na／リン酸

このほか、酸味料には、天然のものが1品目あります。フィチン酸です。フィチン酸は、米ぬかまたはトウモロコシの種から抽出したものです。

次《じ》亜《あ》塩《えん》素《そ》酸《さん》水《すい》

殺菌料、合成

次亜塩素酸水は、これそのものが流通しているのではなく、生成装置が流通しているというものです。つまり、食品加工業者などが生成装置を使って、製造現場で次亜塩素酸水をつくり、消毒や殺菌に使っているのです。

次亜塩素酸水が食品に残らないようにと、「最終食品の完成前に除去すること」という条件がついています。次項の殺菌料の次亜塩素酸Naよりも、塩素臭が少なく、手荒れをおこしにくく、野菜などに影響をあたえにくいとされます。

しかし、食品に残らないという理由で表示が免除されているので、使われていても消費者にはわかりません。

次亜塩素酸《じあえんそさん》Na（ナトリウム）　殺菌料、合成　LD50　12mg／kg

スーパーの魚売り場や食肉売り場の前に行くと、たいていプーンと薬臭いにおいが漂ってきます。プールに使われる消毒薬のようなにおいです。殺菌料の次亜塩素酸Naを使って、まな板や包丁などを消毒しているからです。回転寿司でも、同じような使い方をしている店があります。

次亜塩素酸Naは、「カビキラー」（ジョンソン）や「ハイター」（花王）の主成分でもあり、強力な漂白作用と殺菌作用があります。そして、食品添加物の中では、急性毒性がもっとも強いものなのです。

次亜塩素酸Naをマウスに、体重1kgあたり12mg食べさせると、半数が死んでしまいます。人間の推定致死量は、わずか茶さじ1杯です。まさしく毒物なのです。だから、カビや細菌をやっつけられるのです。

次亜塩素酸Naを0・25％ふくむ飲料水をラットに2週間飲ませた実験では、いちじるしく体重が減ってしまいました。消化管が傷つけられて、消化・吸収がうまくできなくなったためでしょう。ほかに、次亜塩素酸Naを使っていた洗濯業者に皮膚炎が見られたという報告もあります。

こんなに毒性の強い化学物質ですから、原液をそのまま使うということはありません。水でうすめて使うわけです。それにしても、不安を感じます。

次亜塩素酸Naは、使っても食品に残らないという理由で、表示が免除されています。ですから、「次亜塩素酸Na」という表示を見た人はいないと思います。

しかし、実際には食品に残っているのです。２００７年の夏、私は近くのスーパーでいかの握り寿司を買ってきて食べたのですが、薬っぽい嫌な味がしました。

そこで、そのスーパーに電話して聞いてみると、寿司をつくった担当者が「まな板や包丁の消毒に次亜塩素酸Naを使っていて、それがいかに残ってしまったのでしょう。申し訳ありません」といいました。

同じことは、東京駅構内の回転寿司店でもありました。まぐろの握り寿司を食べた際に、同じ薬臭い味がしたのです。

寿司ネタそのものに入っている場合もあります。新宿区内の高級回転寿司店で、あわびの握りを食べたとき、やはりこの嫌な味がしました。おそらく外国産のあわび（本当はあわびでなく、それに似たロコ貝であったかもしれません）で、長期間保存するためにあわびそのものに添加されていたのでしょう。

だいぶ以前のことですが、柿の葉寿司（押し寿司の一種）の鯛にも、この嫌な味を感じ、メーカーに問い合わせたところ、仕入れた鯛にすでに使われていることを認めました。

このほか、レストランの料理にも次亜塩素酸Naが残っている場合があります。東京都荒川区のスペイン料理店で、パエリアを食べたとき、猛烈なにおいを感じました。具のムール貝やえび、いかなどに使われていたようです。家の近所のわりと高級なレストランで食べたえび料理にも、やはり残っていました。

ほかには、ラーメンの上にのっているメンマやスーパーで売られていた海藻セットにも、次亜塩素酸Naが残っていたことがありました。その海藻セットは、大分県のメーカーが製造していたもので、そこに電話すると、「白い海藻に使っています」と認めたのです。

次亜塩素酸Naが残留している食品を食べた場合、胃や腸の粘膜が刺激されます。残留している量が多いと、粘膜が荒れることも考えられます。薬臭い、やや酸っぱいような味がしたときは、食べるのをやめるようにしてください。

次《じ》亜《あ》硫酸《りゅうさん》Na（ナトリウム）　漂白剤、合成

甘納豆、かんぴょう、煮豆、乾燥果実、えび、キャンデッドチェリー、ワイン、こんにゃく粉などに使われています。漂白および保存の目的でも添加されます。

ワインには、酸化防止剤として添加され、「亜硫酸塩」と表示されています。なぜか、毒性データが見当たりません。

ただ、その化学構造や性質から、毒性については、同じ漂白剤のピロ亜硫酸Naと同程度です。ピロ亜硫酸Naは、ビタミンB_1の欠乏を引きおこして、成長を悪くする心配があります。次亜硫酸Naにも同様な心配があるということです。

CMC　→カルボキシメチルセルロースNaを参照

CMC-Ca　→カルボキシメチルセルロースCaを参照

●CMC-Na　↓カルボキシメチルセルロースNaを参照

ジフェニル(DP)　防カビ剤、合成　LD50 2400mg/kg

ジフェニルは、輸入のグレープフルーツ、オレンジ、レモンなどに使われている防カビ剤です。認可されたのは、1971年で、防カビ剤の中では、もっとも古いのですが、毒性が強いのです。

ラットに、ジフェニルを0・25%および0・5%ふくむえさを食べさせた実験で、60週ごろから血尿が出はじめて、死亡する例が多く見られました。解剖してみると、腎臓や膀胱に結石ができて、血尿をおこしていました。

また、別の実験では、赤血球のヘモグロビンの値が低下して、尿細管の萎縮や拡張など、腎臓への悪影響が認められました。

人間の腎臓結石や膀胱結石とも、ジフェニルがなんらかの関係があるのかもしれません。

重曹《じゅうそう》(炭酸水素Na)　pH調整剤・膨張剤、合成　LD50 4300mg/kg

pH調整剤として使われるほか、膨張剤として単独で、あるいはほかの膨張剤と組み合わせて使われます。イヌに3～4週間連続して口からあたえた実験では、総量が150gになると、嘔吐や下痢をおこし、衰弱して死亡しました。

胃腸薬としても使われていて、ふつう1日に3～5g内服します。ただし、潰瘍がある場合は、胃に穴があく危険性があります。炭酸水素Naが使われたクッキーやケーキなどを食べると、口に違和感を覚えることがあります。

✸臭素酸《しゅうそさん》K（カリウム）　小麦粉改良剤・製造用剤、合成

パンの原料となる小麦粉に添加されることがあります。しかし、臭素酸Kには発がん性があるのです。

ラットに、臭素酸Kを0・025%および0・05%ふくむ飲料水を110週間飲ませた実験で、腎臓の細胞に腫瘍が、さらに腹膜中皮腫というがんが高い割合で発生しました。さらに、がんの生成を促進する作用も確認されています。

厚生労働省は、「最終食品の完成前に分解または除去すること」という条件をつけて使用を認めていますが、本来は禁止されるべきものです。そもそもすべてのパン製品について、「分解または除去」されているか、メーカーが確認するなど不可能です。

臭素酸Kについては、山崎製パンが2004年6月から、一部の食パンに使用し始め、「ランチパック」にも使われました。その後、一時期使用が中止されましたが、再び使用され始め、「超芳醇」や「モーニングスター」などの食パン、「ランチパック」にも使われています。

●酒精《しゅせい》　一般飲食物添加物

デンプンや糖蜜を原料にして、酵母で発酵して得られた発酵アルコールのことです。アル

コールには、殺菌力があるため、保存性を高めるために使われているのです。

発酵アルコールは、お酒として飲用されています。このように一般に飲まれたり、食べられているものを、保存性の向上など添加物の目的で使う場合、それを「一般飲食物添加物」といいます。

もともと飲食されているものですから、安全性に問題はありません。なお、酒精は、「アルコール」「エチルアルコール」と表示されることもあります。

硝酸《しょうさん》K（カリウム）

発色剤、合成 LD50 3236mg／kg

ハムやウィンナー、ベーコン、サラミなどに、黒ずむのを防ぐために使われます。発色剤の亜硝酸Naと一緒に使われることが多いのですが、いまはあまり使われていません。

硝酸Kは、自然界にも存在しますが、けっこう毒性が強いのです。牛に1・5％ふくむ飼料を食べさせたところ、中毒をおこして死んでしまいました。硝酸Kが、牛の胃の中で毒性の強い亜硝酸Kに変化したためと考えられています。

また、硝酸塩（硝酸Kは硝酸塩の一つ）を微量ふくんだ水を乳幼児が飲んで、中毒をおこしたというケースが数多く報告されています。

硝酸《しょうさん》Na（ナトリウム）

発色剤、合成

硝酸Kと同じく、ハムやウィンナー、ベーコン、サラミなどに、黒ずむのを防ぐために使われます。発色剤の亜硝酸Naと一緒に使われることが多いのですが、いまはあまり使われていません。

硝酸Naは、自然界にある岩石にふくまれるもので、別名チリ硝石といいます。純然たる鉱物です。人工的には、炭酸Naなどにうすい硝酸を加えてつくられます。

人間の場合、硝酸Naを一度に1g以上摂《と》ると、中毒症状をおこします。8g以上摂《と》ると、死亡する人が出はじめます。

もちろん、食品に添加される量は制限されているので、こうした中毒をおこすことはまずありません。

しかし、こうした毒性のある鉱物を食品に混ぜるということが、そもそも間違っているのではないでしょうか。

●ショ糖エステル　乳化剤、合成

正しくは、ショ糖脂肪酸エステルといいます。アイスクリーム、パン、ケーキ、マーガリンなどに使われます。

ショ糖に脂肪酸（脂肪の成分）が結合したものなので、安全性に問題はありません。ただし、大量に摂《と》ると、下痢をおこす可能性があります。

✹しらこ　→しらこたん白を参照

✹しらこたん白《ぱく》　保存料、天然　LD50　5000mg以上／kg

だんごなどのデンプン系の食品や、惣菜、弁当、おにぎり、生めん類などに使われています。しらこたん白は、アイナメやカラフトマス、ベニザケ、シロザケ、カツオ、ニシンなどの精巣（しらこ）の中の核酸およびアルカリ性タンパク質を、酸性水溶液で分解して、さらに中和して得られたものです。「しらこ」や「プロタミン」とも表示されます。

しかし、いかに天然系といっても、細菌が増えるのを防ぐ力があるので、毒性もあります。ラットに、しらこたん白を0・625％、1・25％、2・5％、5％ふくむえさを13週間食べさせた実験で、白血球の減少、肝重量の減少、肝細胞の萎縮が、また血液中の酵素活性の低下が見られました。

水酸化《すいさんか》Ca（カルシウム）

製造用剤、合成　LD50　7300mg/kg

こんにゃくを固めるために使われています。市販のほとんどのこんにゃくやしらたきに使われているようです。ウサギの目に水酸化Caを点眼した実験では、強い刺激性があり、その後ほとんど回復しませんでした。粘膜への刺激性が強いようです。

このほか、世界保健機関が主導する国際化学物質安全性計画が作成した国際化学物質安全性カードには、経口摂取《せっしゅ》した場合、「灼熱感、腹痛、胃痙攣、嘔吐をおこすことがある」となっています。

シリコーン樹脂《じゅし》

消泡剤、合成

単にシリコーンともいいます。ケイ素（シリコーン）を骨格として化学的に製造された合成樹脂の一種で、塗料やワックス、コーティング剤、オイル、ゴム、シャンプー、化粧品などのほか、豊胸手術にも使われています。

ただし毒性はそれほどなく、ラットに対してシリコーン樹脂を3％含むえさを2年間与えた実験では、成長、死亡率、血液像、臓器重量、肝脂肪、顕微鏡的検査などで異常は認められませんでした。イヌやウサギにシリコーン樹脂を投与した実験でも、毒性や異常は認められませんでした。

また皮膚に対する刺激性はありませんが、シリコーン樹脂を眼に適用した時に数時間後に一過性の結膜炎を発生させました。

スクラロース　甘味料、合成　LD50　10000mg以上／kg

スクラロースは、1999年に認可された新しい添加物です。砂糖の600倍の甘味があるため、ダイエット甘味料として、清涼飲料水、サプリ飲料、ドレッシング、デザートなどによく使われています。

原料となるショ糖の三つの水酸基（-OH）を、塩素（Cl）に置き換えてつくります。ショ糖は有機化合物であり、それに塩素が結合しているので、スクラロースは有機塩素化合物ということになります。

有機塩素化合物は、自然界にはほとんど存在しません。化学的に合成されたものはいろいろあり、よく知られているのは、農薬のDDTや環境ホルモン（内分泌攪乱化学物質）のPCB（ポリ塩化ビフェニル）、そして猛毒のダイオキシンなどです。いずれも危険なものばかりです。

もちろんスクラロースが、同じように危険というわけではありません。しかし、こうした自然界に存在しない、その仲間にきわめて毒性の強いものがある化学合成物質を添加物として認めていいのか、はなはだ疑問です。

スクラロースの急性毒性は弱いのですが、5%ふくむえさをラットに4週間食べさせた実験では、脾臓や胸腺のリンパ組織に萎縮が見られました。また、妊娠したウサギに、体重1kgあたり0・7gのスクラロースを強制的に食べさせた実験では、親ウサギが下痢をおこし、それにともなう体重減少が見られ、死亡や流産が一部で見られました。

このほかにも動物実験がいろいろおこなわれていて、それらでは「問題がない」ということで、使用が認可されてしまいました。しかし、その化学構造や前記の実験結果を見ると、人間に使って本当にだいじょうぶなのか、不安な気持ちにならざるをえません。

スクラロースはひじょうに分解されにくい化学物質で、人間の体内にとりこまれた場合、全身に回って、ホルモンや免疫のシステムを乱す心配があります。また、日本で使用が認可されてから20年ほどであり、今後、毒性を示す研究データが発表される可能性もあります。こうした化学物質は摂《と》らないにこしたことはありません。

ステビア

甘味料、天然　LD50　8200mg以上/kg（ステビオシドとして投与）

南米原産のキク科のステビアの葉から、熱水で抽出し、精製して得られた甘味成分です。おもな成分は、ステビオシドとレバウジオシド。

ステビアの葉は、不妊・避妊作用があるといわれます。ステビアの葉および茎から熱水で抽出したものを、試料としてラットに18日間あたえた実験では、妊娠率が21〜28％と低下し、50〜60日間の回復期間のあとでも、36〜48％という妊娠率でした。

ただし、これは古い実験で、その後、妊娠可能なラットに対して、その実験の20〜30倍も濃度の高いステビア抽出液を、交配期間をふくむ18日間、飲料水として自由に飲ませた実験では、出産率は83・3％と高く、生まれた子どもの数も対照群と変わりありませんでした。そのため、不妊・避妊作用は否定される傾向にあります。

しかし1999年、EU委員会は、ステビアが体内で代謝してできる物質（ステビオール）が、動物のオスの精巣への悪影響があり、繁殖毒性が認められたという理由で、使用を承認できないという結論を出しました（ただし、安全性について再検討がおこなわれ、同委員会は2011年12月から、1日に体重1kgあたり4mg以下の摂取《せっしゅ》におさえるという条件つきで使用を認めています）。

スモークフレーバー

→くん液を参照

製造用剤《せいぞうようざい》　合成・天然

食品を製造する際に、目的とする食品を効率よくつくるために添加されます。たとえば、こんにゃくを製造する際に、固める目的で使われる水酸化Caや、タンパク質を分解してアミノ酸をつくる際に使われる塩酸、溶剤として使われるグリセリン（脂肪を構成する成分）などが、これにあたります。

●セルロース　増粘剤、一般飲食物添加物

セルロースは、植物の細胞壁を構成する成分で、ブドウ糖（グルコース）が鎖状にたくさん結合したものです。地球上でいちばん多い炭水化物。

添加物のセルロースは、海藻セルロース（海藻を乾燥させ、粉砕して得られたもの）、サツマイモセルロース（サツマイモの根茎から得られたもの）、トウモロコシセルロース（トウモロコシの種皮から得られたもの）などです。安全性に問題はありません。

増《ぞう》粘《ねん》剤《ざい》　→糊料を参照

✸増《ぞう》粘《ねん》多《た》糖《とう》類《るい》　糊料、天然

樹皮、海藻、豆、細菌、酵母などから抽出された粘性の多糖類を増粘多糖類といい、食品に粘りやトロミをつけたり、ゲル状に固めるために使われます。ドレッシングやしゃぶしゃぶのたれ、スープ、果実飲料、乳飲料、ソース、ゼリー、デザート食品など実に多くの食品に使われています。

増粘多糖類は、以下のとおりです。

アウレオバシジウム培養液／アグロバクテリウムスクシノグリカン／アマシードガム／アラビノガラクタン／アラビアガム／アルギン酸／ウェランガム／エレミ樹脂／カシアガム／

ガティガム／カードラン／カラギーナン／カラヤガム／カロブビーンガム／キサンタンガム／キチン／キトサン／グァーガム／グァーガム酵素分解物／グルコサミン／酵母細胞壁／サイリウムシードガム／サバクヨモギシードガム／ジェランガム／タマリンドシードガム／タラガム／デキストラン／トラガントガム／トロロアオイ／微小繊維状セルロース／ファーセレラン／フクロノリ抽出物／プルラン／ペクチン／マクロホモプシスガム／モモ樹脂／ラムザンガム

これらは、1品目が添加された場合、物質名が表示されます。たとえば、アラビアガムが添加されれば、「増粘安定剤（アラビアガム）」と表示されます。

ところが、アラビアガムやグァーガムなど2品目以上添加した場合、なぜか「増粘多糖類」という略称表示でよいのです。

そのため、具体的に何が使われているのかわかりません。まったくおかしな話なのですが、これが現実なのです。

増粘多糖類の中で、カラギーナンやトラガントガムなど、いくつか問題のあるものがあります。

しかし、「増粘多糖類」という表示では、それらが使われていても消費者にはわかりません。きちんとすべてを物質名で表示するような制度にあらためるべきです。

なお、これら問題点のある増粘多糖類については、個別にとりあげていますので、それぞれの項目を見てください。

●粗《そ》製《せい》海《かい》水《すい》塩《えん》化《か》Mg（マグネシウム）　豆腐用凝固剤、天然

天然系の豆腐用凝固剤です。海水より塩化Naを分離し、そのもとの液を冷却して析出した塩化Kなどを分離した残りのもので、主成分は塩化Mgです。その由来から、安全性に問題はないと考えられます。

●ソーマチン　甘味料、天然

クズウコン科の植物の種子より抽出された甘味成分。タウマチンともいいます。アフリカでは長年、食用として利用されてきました。動物実験でも、明らかな毒性は認められていません。

●ソルビット　→ソルビトールを参照

●ソルビトール　甘味料、合成　LD50　15900mg/kg

ソルビトールは、ソルビットともいいます。甘納豆やお菓子類、ジュース、乳酸菌飲料、あん類、ソース、漬物、佃煮など多くの食品に使われています。ソルビトールは、もともと植物にふくまれる甘味成分で、とくに果実や海藻などに多くふくまれています。いまは、デンプン、麦芽糖、ブドウ糖などからつくられています。甘味度は砂糖の60％とそれほど甘くないのですが、低カロリーのため、たくさんの食品に使われているのです。

もともと果実などにふくまれる成分ですから、毒性は弱く、急性毒性はほとんどありません。ソルビトールを10％および15％という高い割合でえさに混ぜて、ラットに食べさせ、4世代にわたって調べた実験では、異常は見られませんでした。

人間にも食べさせる実験がおこなわれています。食事とともにソルビトールを1日に40g長期間摂《と》っても、異常は見られませんでした。ただし、1日に50g以上摂《と》ると、腸で吸収されにくくなって、下痢をおこすことがあります。しかし、日常の食品でこれほど大量に摂《と》ることはないので、問題はないでしょう。

ソルビン酸　保存料、合成　LD50　7400mg/kg

ハム、ソーセージ、漬物、いかの燻製、さきいか、ジャム、キャビア、あん類などの食品に、腐りにくくするために使われています。とくにカビの発生を防ぐことができます。

マウスに体重1kgあたりソルビン酸0・04gを、17ヵ月間毎日あたえた実験では、体重の増え方がにぶり、肝臓や腎臓、精巣が小さくなりました。人間の場合も、食品からソルビン酸を摂《と》りつづけた場合、同じような影響を受ける可能性があります。

ソルビン酸を落花生油または水に溶かして、ラットの皮膚に注射した実験では、注射したところにがんが発生しました。口から食べさせた実験ではないので、「発がん性がある」とはいえませんが、気になるデータではあります。

ソルビン酸K（カリウム）　保存料、合成　LD50　4200mg/kg

ソルビン酸にカリウムを結合させたものが、ソルビン酸Kです。ソルビン酸よりも水に溶けやすいので、汁の多い漬物や、シロップ、ジャム、ワイン、佃煮、チーズ、ハム、ソーセージなど多くの食品に、腐るのを防ぐ目的で使われています。

ラットに、ソルビン酸Kを5%ふくむえさを3ヵ月間食べさせた実験では、体重の増え方が悪くなりました。ラットの食欲が低下したか、消化管の働きが悪くなったためと考えられます。

ソルビン酸Kには、動物の細胞の染色体を切断したり、細菌の遺伝子の修復をさまたげる作用があります。これは、人間の細胞の遺伝子を突然変異させて、細胞をがん化させる可能性があるということです。

【た行】

ターメリック色素

→ウコン色素（ターメリック色素）を参照

タール色素　着色料、合成

タール色素が化学合成されたのは、19世紀の中頃です。コールタールを原料として合成されたので、この名がつけられました。

コールタールは、世界で初めて動物実験で発がん性が証明された物質です。1910年代に、ウサギの耳にコールタールを塗りつづけるという実験がおこなわれ、がんを発生させることが明らかになったのです。

その後、コールタールに代わって、石油製品がタール色素の原料に使われるようになりました。

タール色素は、実に多くの種類があって、食品のほかにも、化粧品、入浴剤、医薬品、消臭剤などいろいろな製品に使われています。

食品添加物として認可されているタール色素は、全部で12品目。赤2、赤3、赤40、赤102、赤104、赤105、赤106、黄4、黄5、青1、青2、緑3。これらは「アゾ結合」や「キサンテン結合」という独特の化学構造をもっています。

こうした化学構造をもつ化学物質は、発がん性や催奇形性のあるものが多く、添加物として使われているタール色素も、その疑いがもたれています。

タール色素は自然界に存在しない、ひじょうに分解されにくい化学物質であるため、体にとりこまれた場合でも分解されにくく、ホルモンや免疫などのシステムを乱す心配がありますです。ですから、できるだけ摂《と》らないようにしたほうがよいのです。

大豆多糖類《だいずたとうるい》　増粘剤、一般飲食物添加物

大豆から得られた多糖類です。トロミや粘りを出すために使われます。安全性は問題ありません。ただし、大豆アレルギーの人は、注意してください。

●タマリンドガム

→タマリンドシードガムを参照

●タマリンドシードガム

増粘剤、天然　LD50　2000mg以上／kg

マメ科のタマリンドの種子から、湯またはアルカリ性水溶液で抽出して得られた「増粘多糖類」の一種です。タマリンドガムともいいます。タマリンドは中央アフリカに生える植物で、その実やさやは食用に利用されています。

急性毒性は弱いのですが、マウスに5％のタマリンドシードガムをふくむえさを78週間あたえた実験では、体重の増え方が悪くなり、肝臓がふつうよりも重くなりました。ただし、病理学的な変化は見られず、がんも発生しませんでした。

●炭《たん》酸《さん》Ca（カルシウム）

栄養強化剤・製造用剤、合成

炭酸Caは、貝殻、骨、卵の殻などの成分で、石灰岩や大理石などにもふくまれます。パン、味噌、菓子類、納豆、カップなどに使われています。毒性はほとんどなく、安全性に問題はありません。

●炭《たん》酸《さん》Mg（マグネシウム）

膨張剤・製造用剤、合成

パンや菓子に膨張剤として、また豆腐に消泡剤（製造過程で生じる泡を消す）として使われます。毒性はほとんどないとされており、安全性に問題はないでしょう。

たん白加水分解物《ぱくかすいぶんかいぶつ》

これは、添加物ではなく、食品に分類されています。大豆や小麦、魚、肉などにふくまれるタンパク質を、酵素または塩酸を使って分解したものです。

塩酸を使った場合は、アルカリ性のもので中和します。タンパク質を分解することで、うまみの成分であるアミノ酸や、アミノ酸がいくつかつながったもの（ペプチド）ができ、それを調味料として利用しているのです。

その安全性ですが、タンパク質を分解してできたアミノ酸がメインになっていますので、それほど問題はないといえるでしょう。ただし、塩酸を使って分解した場合、塩素化合物ができている可能性があり、それが問題との指摘があります。

しかし、私たち人間は毎日大量のたんぱく質を摂取《せっしゅ》し、胃液にふくまれる塩酸がそれを分解して塩素化合物ができているはずですが、とくに問題はおこっていません。したがって、たん白加水分解中に多少塩素化合物がふくまれていても、問題はないと考えられます。

着色料《ちゃくしょくりょう》　合成・天然

食品をあざやかに着色するために使われます。合成の着色料はタール色素がほとんどです。最近は、天然着色料の使用が多くなっています。個々の添加物によって、毒性は異なります。着色料は、添加物の用途名であり、使用添加物は具体的な物質名が表示されます。

チューインガム軟化剤《なんかざい》 合成

その名のとおり、チューインガムをやわらかくするために添加されるもので、グリセリン、ソルビトール、プロピレングリコールの3品目だけです。

グリセリンは脂肪の成分なので、問題はありません。ソルビトールも、果実などにもともとふくまれる甘味成分で、甘味料としても使われているので問題ありません。問題なのは、プロピレングリコールです。

プロピレングリコールは、人間が合成した化学物質で、自然界にはまったく存在しません。こうした化学物質は、ふつう人間の体になじまずに悪影響をもたらすことが多いのですが、プロピレングリコールはそうした影響が少なく、添加物として認められています。生そばや生ラーメンなどの保湿剤や保存剤として使われています。

しかし、気になるデータがあります。ニワトリの卵にプロピレングリコールを0・05mℓ注入したところ、ヒナに小肢症が発生したというのです。これをどのように評価すればよいのでしょうか？ 卵への注入ですから、動物や人間が口から食べるのとは違います。

しかし、卵からヒナがかえる際に、その細胞や遺伝子に影響して、こうした先天性障害をおこしたと考えられます。したがって、安全とはいいがたいのです。

なお、チューインガム軟化剤は一括名（用途をあらわす総称）の「軟化剤」としか表示されないので、プロピレングリコールが使われていてもわかりません。

調味料《ちょうみりょう》　合成・天然

食品に「うまみ」をつけるために添加されます。調味料は、アミノ酸系、核酸系、有機酸系、無機塩に分類されています。

もっともよく使われているのは、アミノ酸系のL－グルタミン酸Naで、スナック菓子、漬物、惣菜、弁当、はんぺん・ちくわ、せんべいなど、おびただしい数の食品に使われています。

L－グルタミン酸Naは、もともとこんぶにふくまれるうまみ成分で、化学調味料「味の素」の主成分です。１９０８年にこんぶから発見され、その後、化学合成されるようになり、いまは発酵法でつくられています。

核酸系の代表は、かつおぶしのうまみ成分である5'－イノシン酸二Naやしいたけにふくまれる5'－グアニル酸二Naです。有機酸系の代表は、貝類にふくまれるコハク酸Na。無機塩は、塩化Kなどがよく使われています。

調味料は添加物の一括名です。実際に添加物として使われる合成の物質名は、次のとおりです。

［アミノ酸系］

L－アスパラギン酸Na／DL－アラニン／L－アルギニンL－グルタミン酸塩／L－イソロイシン／グリシン／グルタミルバリルグリシン／L－グルタミン酸／L－グルタミン酸アンモニウム／L－グルタミン酸Na／L－テアニン／DL－トリプトファン／L－トリプト

ファン／DL－トレオニン／L－トレオニン／L－バリン／L－ヒスチジン塩酸塩／L－フェニルアラニン／DL－メチオニン／L－メチオニン／L－リシンL－アスパラギン酸塩／L－リシン塩酸塩／L－リシンL－グルタミン酸塩

［核酸系］

5'－イノシン酸二Na／5'－ウリジル酸二Na／5'－グアニル酸二Na／5'－シチジル酸二Na／5'－リボヌクレオチドCa／5'－リボヌクレオチド二Na

［有機酸系］

クエン酸Ca／クエン酸三Na／グルコン酸K／グルコン酸Na／コハク酸／コハク酸一Na／コハク酸二Na／酢酸Na／DL－酒石酸水素K／L－酒石酸水素K／DL－酒石酸Na／L－酒石酸Na／乳酸K／乳酸Ca／乳酸Na／フマル酸一Na／DL－リンゴ酸Na

［無機塩］

塩化K／硫酸K／リン酸三K／リン酸水素二K／リン酸二水素K／リン酸水素二Na／リン酸二水素Na／リン酸三Na

　これらの中で、たとえば、アミノ酸系のL－グルタミン酸Naが食品に使われたとします。この場合の表示は、「調味料（アミノ酸）」となります。実際には、「調味料（アミノ酸等）」という表示が多いのですが、これは「味の素」の可能性大です。「味の素」は、アミノ酸系のL－グルタミン酸Naが97・5％で、残りは、核酸系の5'－リボヌクレオチド二Naであるため、「アミノ酸等」という表現になるのです。

　このほか、核酸系の5'－イノシン酸二Naが使われていた場合は、「調味料（核酸）」、有機酸系のクエン酸Caの場合、「調味料（有機酸）」という表示になります。

もっともよく使われているL－グルタミン酸Naですが、これまでの動物実験では、それほど毒性は見られていません。ですが、人間が一度に大量に摂《と》ると、敏感な人では「中華料理店症候群」という一種の過敏症になることがあります。

これは、顔面や首、腕にかけてのしびれ感や灼熱感、さらに動悸やめまい、全身のだるさなどの症状があらわれるというものです。１９６８年にアメリカのボストン近郊の中華料理店で、L－グルタミン酸Na入りのワンタンスープを飲んだ人たちにあらわれた症状なので、この名がついています。体がL－グルタミン酸Naをうまく処理できずにおこる一種の拒否反応と考えられます。

こうした症状があらわれるかどうかは個人差があるようで、まったくあらわれない人もいれば、強くあらわれる人もいます。ふだんから化学物質に敏感な人はあらわれやすいようなので、注意が必要です。

ほかの調味料では、「中華料理店症候群」のような症状があらわれたという報告はありませんが、化学的に合成された純度の高い添加物を一度に大量に摂《と》ると、体がそれを十分に処理できずに、似たような症状があらわれる可能性はあると考えられます。

核酸系の場合、いずれももともと食品に含まれているうまみ成分にNa（ナトリウム）やCa（カルシウム）を結合させたものなので、安全性に問題はありません。有機系は食品にふくまれる酸が多く、毒性の強いものは見当たりません。無機塩の場合、塩化K（カリウム）は、食塩（塩化ナトリウム）に近い成分であり、添加物として微量使われている分にはそれほど問題ないと考えられます。ただし、その他はリン酸塩が多いので、とりすぎるとカルシウムの吸収が悪くなって、骨が弱くなる心配があります。

調味料は、以上の合成のもののほかに、天然のものもあります。ほとんどがアミノ酸系で、次のとおりです。

L-アスパラギン／L-アスパラギン酸／L-アラニン／L-アルギニン／塩水湖水低塩化Na液／L-グルタミン／L-シスチン／L-セリン／粗製海水塩化K／タウリン／L-チロシン／L-ヒスチジン／L-ヒドロキシプロリン／L-プロリン／ベタイン／L-リシン／L-ロイシン

これらは、海水や塩水湖の塩水を濃縮させたもの、またはアミノ酸の一種なので、どれも毒性はほとんどないと考えられます。しかし、一部に動物実験で問題があらわれたものがあります。

L-チロシンは、動物や植物のタンパク質を分解するか、糖類を発酵させたものを分離してえますが、妊娠したラットに口からあたえた実験では、胎児毒性が見られました。また、L-リシンは、糖類を発酵させたものから分離して得ますが、妊娠したラットに10％以下のL-リシンをあたえた実験で、胎児の体重や脳重量の明らかな減少が報告されています。

ツヤプリシン

保存料、天然　LD50　399～504mg／kg

ツヤプリシンは、ヒノキ科のヒバの幹枝または根から、アルカリ性水溶液と溶剤で抽出したものです。ヒノキチオールともいいます。

妊娠したマウスに、オリーブオイルに溶かしたヒノキチオールを、体重1kgあたり0・42～1gの割合で1回口からあたえた実験では、生まれた子に、口唇裂、短尾、手足の奇形などが見られ、催奇形性のあることが示されました。

TBZ 防カビ剤、合成 LD50 400mg／kg

TBZ（チアベンダゾール）は、日本で2006年まで農薬として使われていたものです。それが、なぜ食品添加物として認められているのでしょうか？

防カビ剤のOPPの項で、それが認可されたてんまつを書きましたが、OPPが認められた翌年の1978年に、やはりアメリカ政府の要求によって、TBZの使用が認められました。OPPと一緒に使うと、カビの発生をより防ぐことができるからです。

しかし、もともと農薬ですから、安全性には問題がありました。そこで、当時の東京都立衛生研究所が、動物を使って毒性を調べたところ、催奇形性、すなわちお腹の子どもに先天性障害をもたらすことがわかったのです。

同研究所では、妊娠したマウスに毎日、体重1kgあたり0・7～2・4gのTBZを口からあたえました。その結果、お腹の中の子どもに外表奇形と骨格異常（口蓋裂、脊椎癒着）が見られたのです。

さらに、妊娠したラットに体重1kgあたり1gを1回だけ口からあたえたところ、子どもに手足と尾の奇形が見られたのです。これらの結果から、TBZに催奇形性があることが明らかになりました。

ところが、当時の厚生省は、ＯＰＰのときと同様にこの実験結果を受け入れようとはしませんでした。そのため、いまでも使用が認められていて、実際に輸入のかんきつ類に使われているのです。

ＴＢＺは、グレープフルーツ、レモン、オレンジの果皮ばかりでなく、果肉からも見つかっています。妊娠中の女性は、ＴＢＺが使われたかんきつ類を食べてはいけません。

鉄《てつ》　栄養強化剤、天然

鉄はミネラルの一種で、赤血球のヘモグロビンができるのに不可欠な栄養素です。一度に大量に摂《と》らない限り、安全性に問題はないでしょう。

トウガラシ色素　→パプリカ色素を参照

豆腐用凝固剤《とうふようぎょうこざい》　合成・天然

豆腐は、大豆を煮て豆乳を搾り、それににがりを入れて固めてつくります。いまは、化学合成された添加物がにがりとして使われていて、それを豆腐用凝固剤といいます。塩化Ca、塩化Mg、グルコノデルタラクトン、硫酸Ca、硫酸Mgの5品目です。

塩化Caと塩化Mgは、もともと海水にふくまれる成分で、問題ありません。硫酸Caも、海水や岩塩、石膏にもともとふくまれています。硫酸Mgは、海水や鉱泉にふくまれます。どちらも問題ありません。

グルコノデルタラクトンは、絹ごし豆腐をつくる際に使われます。これは、乳酸発酵の研究の際に発見されたもので、いまは化学合成されています。

動物実験では、毒性データは見当たりません。ただし、分解してできるラクトンには毒性があるとの指摘があり、豆腐用凝固剤の中でこれだけは、危険度が（「食べてはいけない」と「食べてもいい」の中間）となります。

このほか、天然添加物の粗製海水塩化Mgがあります。これは、海水より塩化Naを分離し、そのもとの液を冷却して析出した塩化Kなどを分離した残りもので、主成分は塩化Mg。その由来から、安全性に問題はないと考えられます。

豆腐用凝固剤は、一括名表示が認められていますが、メーカーは自主的に「塩化Mg」「塩化Ca」などと物質名を表示しています。マグネシウムやカルシウムを摂《と》ることができるので、表示したほうがプラスイメージになると考えているのでしょう。

トラガントガム

増粘剤、天然　LD50　2600～18000mg／kg

トラガントガムは、マメ科の植物であるトラガントの分泌液を乾燥して得られた「増粘多糖類」の一種です。

ゼリー菓子やソース、ドレッシングなどに使われています。しかし、発がん性の疑いを示すデータがあるのです。

トラガントガムを1・25％および5％ふくむえさを、マウスに96週間食べさせた実験で、メスの体重がやや少なくなり、前胃に乳頭腫、がんの発生が見られました。あたえた量が多くなるにしたがって、がんの発生率も高くなるという用量依存性がなかったため、発がん性は認められませんでしたが、不安を感じさせるデータです。

また、トラガントガムは重い症状をおこすアレルゲンになりうるとの報告があります。

●トレハロース　製造用剤・甘味料、天然

麦芽糖（マルトース）を酵素によって処理し、得られたものです。あるいは、酵母またはある種の細菌の培養液や菌体から、水またはアルコールで抽出して、酵素によって分離して得られたものです。ぶどう糖が二つ結合した二糖類で、きのこやエビなどにもふくまれています。その由来から、安全性に問題はないでしょう。

【な行】

●ナイアシン　栄養強化剤、合成

シリアルや栄養調整食品などに使われています。ナイアシンはニコチン酸とニコチン酸アミドの総称。ビタミンB群の一種であり、動物性食品にも植物性食品にもふくまれています。その由来から、安全性に問題はないと考えられます。

✳軟化剤《なんかざい》

→チューインガム軟化剤を参照

あ
か
さ
た
な
は
ま
や・ら

二《に》酸《さん》化《か》硫《い》黄《おう》　漂白剤、合成

かんぴょう、甘納豆、煮豆、乾燥果実、えび、キャンデッドチェリー、ワイン、こんにゃく粉などに使われています。漂白と保存の目的で添加されます。ワインに使われることも多いのですが、この場合は、「酸化防止剤（亜硫酸塩）」と表示されています。

二酸化硫黄の気体を何というか、ご存じですか？　亜硫酸ガスです。三宅島が噴火して有毒ガスが島をおおい、島民がなかなか帰れませんでしたが、そのガスとは亜硫酸ガスのことです。亜硫酸ガスは、自動車の排気ガスや工場排煙にもふくまれています。そういう毒性の強い化学物質を食品に添加していいものなのか、ひじょうに疑問を感じます。

二酸化硫黄を100ppm（ppmは、100万分の1をあらわす濃度の単位）および450ppmふくむ赤ワインを、毎日ラットに長期にわたって飲ませた実験では、肝臓の組織呼吸に障害が見られました。

この濃度は、市販のワインにふくまれる濃度とそれほど変わりません。したがって、二酸化硫黄が添加されたワインを飲みつづけた場合、肝臓に影響が出る可能性が大きいのです。

二《に》酸《さん》化《か》チタン　着色料、合成

ホワイトチーズやホワイトチョコレートなどを白く着色するために使われます。チタン鉱石にいくつかの処理をしてつくられます。いわゆる鉱物です。クレヨンや陶磁器の釉薬にも使われています。食品に添加するものとしてふさわしいのか、非常に疑問を感じます。

空気1m³中に250mgの二酸化チタン塵を、ラットに1日6時間、1週間に5日、2年間吸わせた実験では、肺がん発生率の増加が見られました。えさに混ぜたのではなく、空気とともに吸わせた実験なので、評価がむずかしいですが、本来食品に添加するものとしてふさわしくなく、こうした毒性データがある場合は、使用はやめるべきだと思います。

乳化剤《にゅうかざい》　合成・天然

乳化剤は、水と油のように混ざりにくい2種類以上の液体を、混ざりやすくするために、パン、アイスクリーム、ケーキ、チョコレート、ドレッシング、マーガリン、チーズなど多くの食品に使われています。また、ケーキやアイスクリームでは、泡立ちをよくする働きもあり、パンではデンプンの変質を防ぐ働きもかねそなえています。

乳化剤は、添加物の一括名（用途をあらわす総称）です。実際に合成添加物として使われる物質名は、次のとおりです。

グリセリン脂肪酸エステル／ショ糖脂肪酸エステル／ステアロイル乳酸Ca／ソルビタン脂肪酸エステル／ステアロイル乳酸Na／オクテニルコハク酸デンプンNa／クエン酸三エチル／プロピレングリコール脂肪酸エステル／ポリソルベート20／ポリソルベート60／ポリソルベート65／ポリソルベート80

前の5品目は、もともと食品にふくまれていたり、それに近いものです。したがって、毒性の強いものはありませんが、ショ糖脂肪酸エステルの場合、アイスクリームなどに使われていて、たくさん摂《と》ると下痢をおこす心配があります。

オクテニルコハク酸デンプンNaとクエン酸三エチルは、まだ安全性の確認が十分とはいえません。

プロピレングリコール脂肪酸エステルは、自然界には存在しないプロピレングリコールという化学物質と脂肪酸を結合させたものです。プロピレングリコールは、純然たる化学物質のわりには安全性が高いとされ、添加物に認可されていますが、ニワトリの卵に注入した実験で、ヒナに小肢症を発生させたという気になるデータがあります。したがって、プロピレングリコール脂肪酸エステルにもやや不安な面があるのです。

また、ポリソルベート60とポリソルベート80については、動物実験の結果から、発がん性が疑われています。

乳化剤は、一括名表示が認められていますので、前の12品目のどれをいくつ使っても「乳化剤」としか表示されず、消費者には何が使われているのかわからないという問題があります。

そのほか、乳化剤には天然添加物のレシチンや植物性ステロールなどがありますが、これらは安全性に問題はありません。

通常の食品に使われる乳化剤は、以上のものなのですが、プロセスチーズ、チーズフード、プロセスチーズ加工品については、クエン酸Caやポリリン酸Naなど23品目の合成添加物も乳化剤として使うことができます。

●乳酸《にゅうさん》　pH調整剤、合成　LD50　3730mg/kg

清涼飲料水、日本酒、ドロップ、ゼリー、アイスクリームなどに使われています。デンプンを糖化し、そこに乳酸菌を加えて発酵させ、分離して得ます。また、化学的な合成法でもつくられています。

ラットに、1日に体重1kgあたり1・5gの乳酸を3ヵ月間あたえた実験では、体重がいちじるしく減って、赤血球とヘモグロビンが減りました。乳酸は、酸の一種なので、大量にあたえられたことによって、消化管が刺激されて、その影響で体重が減ったと考えられます。ただし、すでに私たちは、ヨーグルトなどで乳酸をたくさん摂《と》っているので、安全性にそれほど問題はないと考えられます。ただ、一度に摂《と》りすぎると、胃が刺激されるなどの問題がおこるかもしれません。

乳酸《にゅうさん》Ca（カルシウム）　栄養強化剤・調味料、合成

乳酸Caは、乳酸にカルシウムを結合させたものです。カルシウム強化の目的で添加されます。また、調味料として使われたり、フルーツ缶の果実の実くずれを防ぐ目的でも使われます。動物実験では、毒性はほとんど見られません。

ネオテーム　甘味料、合成

ネオテームは2007年に使用が認可された添加物です。合成甘味料のアスパルテームを化学変化させてつくったもので、甘味が砂糖のなんと7000～13000倍もあるのです。ラットに1日に体重1kgあたり0・05g投与した実験で、腎臓の腺腫（良性の腫瘍）が発生

しました。ただし、用量依存性が認められないことから、偶発的なものと判断されました。また、マウスに1日に体重1kgあたり4gという大量を投与した実験では、肝細胞腺腫と肺がんの発生頻度が増加しました。発がん性の疑いがあるといわざるをえません。

【は行】

発色剤《はっしょくざい》　合成

食肉や魚卵などが黒ずんだり、腐敗するのを防ぎます。いずれも毒性は強い。発色剤は、添加物の用途名であり、使用添加物は具体的な物質名が表示されます。

バニリン　香料、合成　LD50　1400mg／kg

バニリンは、バニラ豆の香気成分。バニラ豆は昔から香料として使われてきました。バニリンは化学的に合成されていて、添加物として使われています。バニリンをえさに0・3%、1・0%、5・0%混ぜて、ラットに13週間食べさせた実験では、5・0%投与群で発育の遅延のほか、肝臓、腎臓、脾臓の肥大が認められました。ただし、1・0%投与群ではわずかな副作用が見られましたが、0・3%投与群ではまったく見られませんでした。

パプリカ色素　着色料、天然

とうがらしの実から、加熱した油かエチルアルコール、または溶剤で抽出して得られた赤い色素です。辛味成分を取り除くこともあります。

もともと食品として利用されているとうがらしから抽出された成分なので、安全性に問題はないでしょう。トウガラシ色素、カロチノイド色素（動植物にふくまれる黄・だいだい・赤を示す色素の総称）ともいいます。

パラベン　保存料、合成　LD50　950mg/kg（ブチルパラベンとして投与）

パラベンの正式名は、パラオキシ安息香酸類です。醤油、果実ソース、清涼飲料水、シロップ、果実・果菜の表皮などに使われます。

添加物として認められているパラベンは、5品目あります。イソブチルパラベン、イソプロピルパラベン、エチルパラベン、ブチルパラベン、プロピルパラベンです。

それほど動物実験がおこなわれていないようで、データがあまり見当たりません。イソプロピルパラベンは、2・5％および5％ふくむえさをラットに13週間食べさせた実験で、肝臓が障害をうけたときに上昇するγ－GTPが増えました。

エチルパラベンは、2％ふくむえさをラットに食べさせた実験で、最初の2ヵ月間は成長が悪くなりました。ブチルパラベンの場合、8％ふくむえさをラットに食べさせた実験で、オスはすべてが死亡し、メスも多くが死亡しました。

●パントテン酸Ca（カルシウム）　栄養強化剤、合成

パントテン酸はビタミンの一種で、それにCaが結合したものが、パントテン酸Ca。その由来から、安全性に問題はないと考えられます。

✹BHA　酸化防止剤、合成　LD50 1100mg/kg

食品は空気と接すると、その中の酸素によって酸化して、味やにおいが変わったり、変色してしまいます。それを防ぐのが、酸化防止剤です。酸化防止剤はいくつかありますが、BHA（ブチルヒドロキシアニソール）はもっとも危険なものです。なぜなら、発がん性があるからです。

BHAに発がん性があることがわかったのは、40年ほど前のことです。名古屋市立大学の研究グループが、BHAを0・5％および2％ふくむえさをラットにあたえて、2年間育てました。その結果、2％群で前胃にがんが発生したのです。

そこで、当時の厚生省は、BHAの使用を禁止することにしました。ところが、思いもよらぬところから、クレームがきました。アメリカやヨーロッパの国々です。それらの国々では、いろいろな食品にBHAが使われていました。そのため、日本で使用が禁止されると、国内の人々に不安と動揺が広がるというのが、クレームの理由でした。

本来なら、こうしたクレームを払いのけ、実験結果にもとづいて使用を禁止すべきなのですが、外圧に弱い日本政府ですから、それをあっさりと受け入れて、禁止の方針を変えてし

まいました。

しかし、発がん性のあることがわかった以上、そのまま以前と同じように使用を認めるというわけにもいきません。そこで、ある〝妙案〟が考え出されました。

すなわち、添加できる食品を「パーム原料油」と「パーム核原料油」に限定し、それらからつくられた油脂には、「BHAを含有するものであってはならない」という条件をつけたのです。

パーム油とは、ヤシ油のことです。これで、実際にはBHAの使用はほとんどなくなり、その害もほとんどないということになったのです。

ところが、どういうわけか、1999年4月、これらの条件が突然撤廃されてしまいました。その結果、BHAを油脂やバター、魚介乾製品や魚介冷凍品などの水産加工品に使えるようになり、しかもそれらの製品に「残ってもかまわない」ということになったのです。

厚生省の撤廃理由は、「人間には前胃がなく、がんをおこすかは不明」という、それこそ意味不明なものでした。

人間に前胃があろうとなかろうと、動物実験でがんを発生させることがわかったのですから、添加物としての使用を禁止するのが、国民の健康・福祉を守るはずの厚生省がなすべきことではないでしょうか。この役所は、どうも業者や外国政府の意向や利益を優先させるところのようです。

✷BHT　酸化防止剤、合成　LD50　1700～1970mg／kg

BHT（ジブチルヒドロキシトルエン）は、BHAと同じように油脂やバター、魚介乾製品、魚介冷凍品などの酸化防止に使われています。動物実験で、肝臓にがんを発生させるという結果が出たのですが、別の実験では、がんが発生しなかったということで、いまでも使用が認められています。

しかし、このほか催奇形性の疑いもあります。えさにBHTをラードとともに0・1％混ぜて、ラットに食べさせた実験では、妊娠したメスから生まれた子どもに、無眼症が認められました。妊婦は摂《と》らないほうがよいでしょう。なお、BHTは、リップスティックや化粧品などにも使われているので、注意してください。

●ビートレッド　着色料、天然

菓子類、和洋菓子、かき氷、冷菓などを赤く着色するために使われます。ビート（サトウダイコン）から搾ったもの、あるいは水やエチルアルコールなどで抽出して得られたものです。「アカビート」「アカビート色素」「野菜色素」と表示されることもあります。

ラットに、体重1kgあたり5gのビートレッドを口からあたえた実験では、死ぬものはなく、解剖でも異常は見られませんでした。急性毒性はほとんどないといっていいでしょう。

ラットにビートレッドのおもな色素であるベタニンをあたえたり、皮膚に注射したところ、がんは発生しませんでした。ただし、細菌に作用させた実験では、遺伝子に弱い突然変異が見られました。

●ビタミンA　栄養強化剤、合成

人間にとって不可欠な栄養素であり、安全性に問題はありません。ただし、摂《と》りすぎると、ビタミンA過剰症（乳幼児に多く、吐乳、下痢、痙攣などがおもな症状）をおこすことがあります。

●ビタミンD　栄養強化剤、合成

ビタミンDは、カルシウムの吸収に必要なビタミンで、太陽に当たることで、人間や動物の体内で生成されます。それを化学的に合成したものが、添加物として使われています。その由来から、安全性に問題はないと考えられます。

✸ビタミンB_1　栄養強化剤　合成

ビタミンB_1はチアミンともいわれ、その化学構造は解明されており、化学的に合成されています。そしてそれが添加物として使われているのですが、添加物のビタミンB_1として使われているのは、チアミンそのものではなく、その類似物質です。それは、チアミン塩酸塩、チアミン硝酸塩、チアミンセチル硫酸塩、チアミンチオシアン酸塩、チアミンナフタレン－1,5－ジスルホン酸塩、チアミンラウリル硫酸塩などです。

チアミン塩酸塩は、チアミンに塩酸を結合させることで作られます。そしてチアミン塩酸

あ
か
さ
た
な
は
ま
や・ら

塩をもとに、チアミン硝酸塩などそのほかのものが製造されています。これらはいずれも別個の化学物質であり、性質や毒性も違います。しかしチアミンの類似物質ということで、添加物のビタミンB_1として使うことが認められており、どれを使っても、「ビタミンB_1」という表示でよいのです。

チアミンそのものはビタミンの一種であり、安全性に問題はありません。ところが、その類似物質は、そうではありません。チアミン塩酸塩の場合、ラットに対して、1日に体重1kgあたり2gという大量を経口投与した実験では、体重が急激に減少し、4～5日目に5匹中3匹が死亡しました。解剖すると、肝臓、脾臓、腎臓の腫大が認められました。

ただしチアミン塩酸塩を最高で0・1％えさに混ぜて、ラットに6ヵ月間食べさせた実験では、体重、臓器重量について、対照群との間に有意な差は見られず、解剖や病理学的検索でも有意な差は見られませんでした。これらの実験結果から、チアミン塩酸塩を大量に動物に投与すると、害が発生するということになります。

ビタミンB_1はうめぼしによく使われていますが、それはチアミンラウリル硫酸塩です。保存性を高める働きがあるため使われているのです。その毒性は動物実験の結果などからチアミン塩酸塩と同程度と考えられます。

また、チアミン硝酸塩、チアミンセチル硫酸塩の毒性もチアミン塩酸塩と同程度です。チアミンナフタレン－1,5－ジスルホン酸塩の毒性は、動物実験の結果からチアミン塩酸塩よりやや弱いと考えられ、チアミンチオシアン酸塩は、動物実験のデータが少なく、比較ができない状況です。

ビタミンB_2　栄養強化剤・着色料、合成

ビタミンB_2は、リボフラビンともいいます。もともと食品にふくまれるビタミンB_2を化学的に合成したものなので、安全性に問題はありません。動物実験でも、毒性はあらわれていません。

本来は栄養強化剤なのですが、あざやかな黄色をしているので、着色料としても使われています。栄養ドリンクの「オロナミンC」（大塚製薬）、「タフマン」（ヤクルト本社）などの黄色い色は、ビタミンB_2によるものです。

ビタミンC　酸化防止剤・栄養強化剤、合成　LD50　5000mg以上／kg

レモンやいちごなどにふくまれる、いわゆるビタミンCです。L－アスコルビン酸ともいいます。ビタミンCは天然成分ですが、その化学構造がわかっていて、人工的に合成され、栄養強化剤などにも使われています。お茶飲料や清涼飲料水、ジャム、キャンディ、ハム、ウィンナーソーセージ、パン、漬物など多くの食品に使われています。簡略名は、「V・C」。

食品は空気にさらされると、酸素と結合し（酸化）、味やにおいが悪くなったり、色が変わったりします。ビタミンCには、酸化を防ぐ働きがあるので、「酸化防止剤」として使われています。

ビタミンCの急性毒性はきわめて弱く、慢性毒性も認められていません。大人が1日に1gを3ヵ月間摂《と》りつづけても、異常は見られませんでした。

ただし、1日に6gという大量を摂《と》ると、気分が悪くなったり、吐いたり、下痢をするなどの症状が見られました。幼児では、皮膚に発疹が見られました。しかし、ふだんの食生活でこんなに大量に摂《と》ることはありえないので、心配はいらないでしょう。

ビタミンCが酸化防止剤として使われたときには、「酸化防止剤（ビタミンC）」と表示されます。しかし、ビタミンCは、栄養強化剤としても使われることがあります。この際は、表示免除とされ、これが悪用されるケースがあります。

お茶飲料には、「ビタミンC」という表示がありますが、「酸化防止剤」とは書いてありません。これは、栄養強化剤として使われていることを意味します。栄養強化剤は、企業が自主的に表示してもかまわないのです。

ところが、実際にはお茶が酸化して、風味や色が変わるのを防いでいるのです。ですから、本当は「酸化防止剤（ビタミンC）」と表示すべきなのですが、そうすると、いかにも添加物を使っているようで印象がよくありません。そこで、栄養強化の〝ふり〟をして、「ビタミンC」とだけ表示しているのです。これならかえって印象がよくなります。これと同じようなケースが、ほかにもあると考えられます。

「ビタミンC」という表示がある場合、ふつうL-アスコルビン酸が使われているのですが、ほかにL-アスコルビン酸ステアリン酸エステル、L-アスコルビン酸Na、L-アスコルビン酸パルミチン酸エステル、L-アスコルビン酸二-グルコシド、L-アスコルビン酸Caが使われていることもあります。これらも、「ビタミンC」という表示が認められているからです。

Ｌ－アスコルビン酸ステアリン酸エステルは、油によく溶けるので、油脂やバター、チーズなどに使われます。こうした製品に「ビタミンＣ」という表示があったら、これの可能性大です。Ｌ－アスコルビン酸ステアリン酸エステルも、Ｌ－アスコルビン酸と同様に急性毒性はほとんどありません。ラットに、体重１kgあたり３gを口からあたえましたが、悪い影響は見られませんでした。安全性に問題はないでしょう。

Ｌ－アスコルビン酸Naは、Ｌ－アスコルビン酸にナトリウムが結合したものです。酸味が少なく水に溶けやすいため使いやすく、ハムやソーセージなどに使われています。毒性はＬ－アスコルビン酸とほぼ同程度です。ナトリウムが結合しているので、一緒にそれを摂《と》ることになるのが多少気がかりです。ただし、微量なのでそれほど問題はないでしょう。

Ｌ－アスコルビン酸パルミチン酸エステルは、Ｌ－アスコルビン酸ステアリン酸エステルに似た物質で、同様に安全性に問題はありません。Ｌ－アスコルビン酸二－グルコシドは、アスコルビン酸にブドウ糖が結合したもので、こちらも安全性に問題はありません。Ｌ－アスコルビン酸Caは、アスコルビン酸にCa（カルシウム）が結合したものなので問題はありません。

ビタミンE

酸化防止剤、合成・天然　LD50　10000mg以上／kg

ビタミンEは、いろいろな植物にふくまれていて、とくに小麦胚芽に多くふくまれます。

化学名は、d－α－トコフェロール。いまは人工的に合成されていて、医薬品にも使われています。添加物として使う場合は、「酸化防止の目的以外に使用してはならない」という条件があります（一部例外あり）。つまり、栄養強化などに使ってはならないということです。簡略名は、「V・E」。

油をふくむ食品は、酸素と結合して（酸化）、変質したり、過酸化脂質という有害物質ができることがあります。古くなった油や魚の干物を食べると下痢をおこすことがありますが、この過酸化脂質が原因です。ビタミンEには、酸化を防ぐ働きがあり、しかも油に溶けやすいという性質があります。そのため、インスタントラーメン、カップめん、食用油、マーガリン、バター、スナック菓子、冷凍食品、にぼしなどの酸化防止に使われているのです。

ビタミンEの急性毒性はきわめて低く、ラットに長期間口からあたえても、異常は見られませんでした。人間に1日に1gを1ヵ月間口からあたえても、副作用があらわれなかったという報告があります。ただし、1日に2～4gを33日間口からあたえたところ、本来筋肉中にあるクレアチンという物質が、尿に混じったという報告があります。

この場合、ビタミンE投与を止めたところ、その状態は完全になくなり、心臓やコレステロール量、肝機能に異常は見られなかったとのこと。

毒性のほとんどないビタミンEでも、大量に摂《と》りつづけると多少問題が出てくるようですが、ふつうこれほど多くのビタミンEを摂《と》ることはないので、心配しなくてもよいでしょう。

✸ヒノキチオール

→ツヤプリシンを参照

漂白《ひょうはく》剤《ざい》　合成

野菜や果物、加工食品の原料を漂白します。亜硫酸Naや二酸化硫黄のように亜硫酸系のものと、亜塩素酸Na、過酸化水素があります。いずれも毒性が強い。漂白剤は、添加物の用途名であり、使用添加物は具体的な物質名が表示されます。

ピリメタニル

防カビ剤、合成　LD50　4150mg／kg

これは、もともとは農薬として使われていたものです。1999年に農薬に登録され、殺菌剤として使われましたが、2005年に失効したため、農薬としては使えなくなりました。その後、2013年に添加物として使用が認可されました。

急性毒性は比較的弱いのですが、発がん性の疑いがもたれています。ラットに対して、ピリメタニルを0・0032%、0・04%、0・5%ふくむえさを2年間食べさせた実験では、0・5%群で甲状腺に腫瘍の発生が認められました。

微粒《びりゅう》二酸化《にさんか》ケイ素

固結防止剤、合成

二酸化ケイ素は、ガラスの一成分。それを微粒状にしたものが、微粒二酸化ケイ素で、微粒酸化ケイ素ともいいます。錠剤やタブレットなどに固結防止剤として使われています。ガラスの一成分なので、消化管からは吸収されず、排泄されると考えられます。しかし、これまで人間が二酸化ケイ素を摂《と》るという経験はないので、どう影響するかは未知数です。

ピロ亜《あ》硫酸《りゅうさん》K（カリウム）　漂白剤、合成

かんぴょう、甘納豆、煮豆、乾燥果実、えび、キャンデッドチェリー、ワイン、こんにゃく粉などに使われています。漂白と保存の目的でも添加されます。ワインには酸化防止剤として使われ、「亜硫酸塩」と表示されます。

ピロ亜硫酸Kは、ビタミンB_1を欠乏させ、成長を悪くする心配があります。毒性については、次項のピロ亜硫酸Naとほぼ同じです。

ピロ亜《あ》硫酸《りゅうさん》Na（ナトリウム）　漂白剤、合成

LD50　600～700mg／kg（二酸化硫黄に換算して）

かんぴょう、甘納豆、煮豆、乾燥果実、えび、キャンデッドチェリー、ワイン、こんにゃく粉などに使われています。漂白と保存の目的でも添加されます。ワインには酸化防止剤として使われ、「亜硫酸塩」と表示されます。

ピロ亜硫酸Naは、ビタミンB_1を欠乏させて、成長を悪くする心配があります。0・6％ふくむえさで若いラットを育てた実験では、ビタミンB_1欠乏症をおこして成長が悪くなり、下痢も見られました。

また、0・1％のえさでも、成長が悪くなり、これもビタミンB_1の欠乏によるものと判断されました。

この実験の濃度は、かんぴょうや干しあんず、ワインなどに添加される場合とそれほど変

わりません。したがって、これらを食べつづければ、同じような症状があらわれる可能性があるのです。

ピロリン酸Na（ナトリウム）　結着剤、合成

毒性データは見当たらないが、リン酸を多く摂《と》っていると、カルシウムの吸収が悪くなって、骨が弱くなる心配がある。

V・C　→ビタミンCを参照

V・E　→ビタミンEを参照

フクロノリ抽出物　増粘剤、天然

フクロノリの全藻より、熱水で抽出して得られた多糖類。ラットに、フクロノリ抽出物を1・5％ふくむえさを90日間食べさせた実験で、肝臓障害の際に増えるGPTの増加が認められました。

ブドウ色素　着色料、天然

正式には、ブドウ果皮色素といいます。ブドウの果皮から抽出されたもので、主色素はア

ントシアニン。その由来から、安全性に問題はないと考えられます。

フラボノイド　着色料、天然

フラボノイドは、ココア、緑茶、紅茶などにふくまれるポリフェノールの一種で、カカオ色素、カキ色素、タマネギ色素などがあります。その由来から、安全性に問題はないと考えられます。

フルジオキソニル　防カビ剤、合成　LD50　5000mg/kg

これは1996年に農薬として登録されたもので、いまでも殺菌剤として使われていますが、2011年に添加物としての使用も認可されました。急性毒性は比較的弱いのですが、発がん性の疑いがもたれています。

ラットに対し、フルジオキソニルを0・3％ふくむえさを2年間食べさせた実験で、肝臓での腫瘍およびがん（悪性の腫瘍）の発生率が高まりました。

また、マウスに0・3％ふくむえさを18ヵ月間食べさせた実験では、リンパ腫の発生率の増加が認められました。

プルラン　増粘剤、天然

黒酵母から得られた多糖類。急性毒性はきわめて弱く、成人男性13人が1日に10gのプルランを14日間食べましたが、血液生化学検査で異常は認められませんでした。

✸プロピオン酸　保存料、合成　LD50 2600mg／kg

チーズ、パン、洋菓子に腐敗を防ぐために使われます。国際化学物質安全性計画が作成した国際化学物質安全性カードには、人間が口から摂取《せっしゅ》した場合、「胃痙攣、灼熱感、吐き気、ショックまたは虚脱、咽頭痛、嘔吐をおこす」とあります。かなり刺激性のある物質といえます。

✸プロピオン酸Ca（カルシウム）　保存料、合成　LD50 5160mg／kg

チーズ、パン、洋菓子に腐敗を防ぐために使われます。毒性は、プロピオン酸と同程度と考えられます。

✸プロピオン酸Na（ナトリウム）　保存料、合成　LD50 400mg以上／kg

チーズ、パン、洋菓子に腐敗を防ぐために使われます。毒性は、プロピオン酸より強いといえます。

✸プロピコナゾール　防カビ剤、合成　LD50 439mg／kg

1990年に農薬として登録されました。そして、2018年に添加物としての使用が認可されました。マウス64匹に対して、プロピコナゾールを0・01％、0・05％、0・25％ふくむえさを2年間食べさせた実験で、0・25％投与群で多発性の肝細胞がんの発生率が高まることが確認されました。

✸プロタミン　→しらこたん白を参照

✸ベーキングパウダー　→膨張剤を参照

●β-カロチン　着色料、合成　LD50　8000mg以上/kg

β-カロチンは、にんじん、とうがらし、みかんなどに多くふくまれるオレンジ色の色素成分で、卵黄や血液、乳などにもふくまれています。β-カロチンがにんじんから分離されたのは、1831年と古く、のちに化学的に合成されるようになりました。

果汁飲料、清涼飲料水、アイスクリーム、菓子類、チーズ、バターなどに、オレンジ色に着色する目的で使われています。微量添加することで、あざやかな色を出すことができます。ただし、「こんぶ類、食肉、鮮魚介類（鯨肉をふくむ）、茶、のり類、豆類、野菜およびわかめ類に使用してはならない」という条件があります。鮮度や本来の色をごまかす目的で使われるのを防ぐためです。

β-カロチンは、カロチン、カロチン色素、カロチノイド、カロチノイド色素、カロテン、カロテン色素、カロテノイド、カロテノイド色素など別名がいろいろあって、どれを表示してもよいことになっています。わかりにくいので、もっと統一してもらいたいものです。

急性毒性はきわめて弱く、慢性毒性も認められていません。ラットやイヌに体重1kgあたり1日に1gのβ-カロチンを100日間口からあたえた実験では、なんら毒性が見られませんでした。

人間にβ-カロチンを毎日60mg、3ヵ月間口からあたえたところ、1ヵ月後に血液中のカロチンの量が増えましたが、ビタミンA（β-カロチンは体内でビタミンAに変化します）の量が変化することはなく、ビタミンA過剰症になることはありませんでした。

pH《ペーハー》調整剤《ちょうせいざい》　合成

pH調整剤は、その名のとおり、食品のpHすなわち酸性度やアルカリ度を調整するものです。食品の味や食感は、pHの微妙な違いによって変わってくるので、欠かせないものになっています。

pH調整剤は、クエン酸やコハク酸など〝酸〟が多いので、酸味をつける目的でも使われています。さらに、酸味料と同様に保存性を高めるためにも使われています。いまは、この目的で使われることがとても多く、コンビニの弁当やおにぎり、サンドイッチ、惣菜などじつに多くの食品に添加されています。

pH調整剤は添加物の一括名（用途をあらわす総称）で、実際に添加物として使われる物質は、次のとおりです。

アジピン酸／クエン酸／クエン酸三Na／グルコン酸／グルコン酸K／グルコン酸Na／グルコノデルタラクトン／コハク酸／コハク酸一Na／コハク酸二Na／酢酸Na／DL-酒石酸／L-酒石酸／DL-酒石酸水素K／L-酒石酸水素K／DL-酒石酸Na／L-酒石酸Na／炭酸

K（無水）／炭酸水素Na／炭酸Na／二酸化炭素／乳酸／乳酸K／乳酸Na／氷酢酸／ピロリン酸二水素二Na／フマル酸／フマル酸一Na／DL-リンゴ酸／DL-リンゴ酸Na／リン酸／リン酸水素二K／リン酸二水素K／リン酸水素二Na／リン酸二水素Na

酢酸Naやクエン酸三Naなど、もともと食品にふくまれる〝酸〟に、ナトリウムを結合させたものが多くなっています。その意味では、それほど毒性はありませんが、一緒にナトリウムを摂《と》ることになるので、塩分を摂《と》りすぎている日本人には、気になるところです。

また、リン酸リン酸やリン酸水素二Kなど、リン酸をふくむものが多いのも、気になるところです。リン酸は、いろいろなは、いろいろな食品にふくまれていて、ふだんから大量のリン酸を摂《と》っています。さらに添加物によってリン酸を摂《と》りすぎると、カルシウムの吸収が悪くなって、骨がもろくなる心配があります。最近、骨粗鬆症の女性が増えていますが、リン酸をふくむ添加物の摂《と》りすぎが、その一因になっているのかもしれません。

しかし、どれをいくつ使っても、「pH調整剤」という一括名しか表示されないので、消費者には具体的な物質名がわからないという問題があります。

ペクチン　増粘剤、天然　LD50　5000mg以上／kg

ジャム、ケーキ、アイスクリーム、ゼリー、チョコレート、ジュースなどにトロミをつけるために使われます。ペクチンは、サトウダイコンやりんごなどから抽出して得られたものです。もともと食品にふくまれている成分ですから、毒性はほとんどありません。

マウスの3世代にわたって、ペクチンを2％および5％ふくむえさがあたえられた実験では、死亡率、体重、食欲、繁殖力に異常は見られず、病変も観察されませんでした。

ラットに、5%および10%という大量のペクチンをふくむえさを90日間食べさせた実験では、一般状態、行動、生存率に悪影響は見られませんでした。ただし、成長率がわずかに低下しました。ほかに、ペクチンを10%ふくむえさをラットに2年間あたえた実験では、体重が少なくなり、精巣重量が大きくなりました。ペクチンは栄養になりにくいため、毎日たくさん摂《と》りつづけると、体重が減ってしまうようです。

●ヘスペリジン　栄養強化剤、天然

かんきつ類の果皮や果汁、種から抽出して得られたものです。安全性に問題はないでしょう。

ベニコウジ(紅麹)色素　着色料、天然　LD50 5000mg以上/kg

赤飯、あん類、水産練り製品、畜産加工品、魚肉、漬物などに、黄色または赤く着色するために使われています。ベニコウジカビから、エチルアルコールまたはプロピレングリコールで抽出して得られたものです。黄色素と赤色素があります。別名はモナスカス色素。「紅麹」と表示されることも多い。

ラットに、赤色素を5%ふくむえさを13週間食べさせた実験で、腎臓の組織の一部に壊死が認められました。

あ
か
さ
た
な
は
ま
や・ら

ベニバナ（紅花）色素　着色料、天然　LD50　5000mg以上／kg

ヨーグルト、乳酸菌飲料、ガム、菓子類、めん類などに使われています。キク科紅花の花から抽出された色素です。黄色素と赤色素があります。

ベニバナ黄色素を、ラットに体重1kgあたり5gを強制的に口からあたえた実験では、死亡例はなく、一般状態や解剖でも異常は見られませんでした。急性毒性はほとんどないといっていいでしょう。ただし、ベニバナ黄色素は、細菌の遺伝子を突然変異させる作用があります。ベニバナ赤色素も弱いながら、染色体異常をおこします。

人間の細胞の遺伝子が突然変異をおこして、本来の働きを失って、異常に増えたものが、がん細胞です。その意味では、これらの色素が細胞のがん化をおこす可能性がないとはいえませんが、実際に食品と一緒に食べた際にどういう影響をおよぼすかはわかっていません。

防カビ剤　合成

かんきつ類やバナナにカビが生えたり、腐ったりするのを防ぎます。いずれも毒性が強い。防カビ剤は、添加物の用途名であり、使用添加物は具体的な物質名が表示されます。

膨《ぼう》張《ちょう》剤《ざい》　合成

カステラやホットケーキ、菓子パン、クッキー・ビスケットなどをふっくらさせるために使われています。それらをつくる生地に膨張剤を添加し、焼き上げるとガスが発生してふくれ、食感をよくします。別名の「ベーキングパウダー」と表示されることもあります。

いちばんよく使われているのは、炭酸水素Na、すなわち重曹です。重曹は、ふくらし粉としてスーパーなどでも売られています。ベーキングパウダーは、炭酸水素Naをメインに、数品目の膨張剤を組み合わせたものです。

膨張剤は添加物の一括名で、実際に添加物として使われる物質名は、次のとおりです。

アジピン酸／L－アスコルビン酸／塩化アンモニウム／クエン酸／クエン酸Ca／グルコノデルタラクトン／DL－酒石酸／L－酒石酸／DL－酒石酸水素K／L－酒石酸水素K／炭酸アンモニウム／炭酸K（無水）／炭酸Ca／炭酸水素アンモニウム／炭酸水素Na／炭酸Na／炭酸Mg／乳酸／乳酸Ca／ピロリン酸四K／ピロリン酸二水素Ca／ピロリン酸二水素二Na／ピロリン酸四Na／フマル酸／フマル酸一Na／ポリリン酸K／ポリリン酸Na／メタリン酸Na／硫酸Ca／硫酸アルミニウムアンモニウム／硫酸アルミニウムK／DL－リンゴ酸／DL－リンゴ酸Na／リン酸三Ca／リン酸水素二K／リン酸二水素K／リン酸一水素Ca／リン酸二水素Ca／リン酸水素二Na／リン酸二水素Na

かなりの数にのぼります。クエン酸や酒石酸など〝酸〟が多く、またリン酸をふくむものが非常に多くなっています。リン酸をたくさん摂《と》ると、カルシウムの吸収が悪くなり、骨がもろくなる心配があります。

3番目の塩化アンモニウムは毒性が強く、ウサギに2gを口からあたえた実験で、10分後に死んでしまいました。これは、イーストフードとしても使われています。

炭酸Naは、人間が大量に摂《と》ると、胃や腸の粘膜に傷がつくことがわかっています。少量でも、胃や腸への刺激が心配されます。

ポリリン酸Naの場合、3%ふくむえさをラットに24週間食べさせた実験で、腎臓結石ができました。また、メタリン酸Naの場合、10%ふくむえさをラットに1ヵ月間食べさせた実験で、発育が悪くなり、腎臓の重さが増えて、尿細管に炎症が見られました。

しかし、どれをいくつ添加しても、「膨張剤」という一括名しか表示されないため、消費者には何が使われているのかわからないのです。

保存料《ほぞんりょう》　合成・天然

細菌やカビなどの微生物が繁殖するのをおさえて、食品が腐るのを防ぎます。保存料は、添加物の用途名であり、使用添加物は具体的な物質名が表示されます。

ポリリジン　保存料、天然　LD50　5000mg以上/kg

デンプンを原材料にした食品などに、腐敗を防ぐ目的でよく使われている天然保存料です。正式名は、ε－ポリリジン。

ポリリジンは、放線菌という細菌の培養液から、分離して得られたものです。

ラットに、ポリリジンを5%ふくむえさを3ヵ月間食べさせた実験では、食欲がおとろえて体重の増え方が悪くなりました。血糖値や血中リン脂質が減り、肝臓や甲状腺重量も減少し、さらに白血球の数も減っていました。

また、2%ふくむえさを別のラットに食べさせた実験でも、体重の増え方が悪くなりました。

動物にとっては好ましい物質ではないようです。人間にとってもおそらく同様でしょう。

【ま行】

緑《みどり》3（緑色《りょくしょく》3号）　着色料、合成　LD50　2000mg以上／kg

ときどきレストランなどで、緑色をしたメロンソーダをおいしそうに飲んでいる子どもを見かけますが、「だいじょうぶだろうか？」という不安な気持ちになります。おそらく緑3が使われているからです。もし緑3でなかったら、黄4と青1を混ぜ合わせたものでしょう。

緑3は、急性毒性は弱いのですが、発がん性の疑いがもたれています。動物に注射した実験で、高い割合でがんが発生しているからです。

緑3を2％および3％ふくむ液1㎖をラットに1週間に1回、94～99週間注射した実験で、76％以上が注射したところにがんが発生しました。このほかにも同じような実験がおこなわれていて、その場合も筋肉や腹膜、肋骨にがんが発生して、肺に転移するケースもありました。かなり悪性のがんということです。

この実験は、注射によるものですから、添加物の毒性としてそのまま受け入れるというわけにはいきません。

しかし、だからといって、「気にしなくていい」というわけにもいきません。結局、「疑わしきものは食べず」という態度でのぞむしかなさそうです。

ミョウバン　膨張剤、合成　LD50　5000～10000mg／kg

生わさび・生からし、生うになどに使われています。正式名を、硫酸アルミニウムKといいます。生うにには、保存性を高めるために使われています。なすの漬物や煮物類の色が変わるのを防ぐ目的でも使われます。

人間がミョウバンを大量に摂《と》ると、嘔吐や下痢、さらに消化管の炎症をおこします。生わさびや生うになどに添加されている量で、どのような影響が出るのかはよくわかりませんが、できれば使ってほしくない添加物です。

また、ミョウバンはアルミニウムを含んでいるため、摂《と》りすぎるのはよくありません。というのも、動物実験でアルミニウムを多量に摂取《せっしゅ》すると、神経系に悪影響がでるほか、肝臓や腎臓に対する影響も懸念されているからです。

そのため、JECFA（国連食糧農業機関と世界保健機関の合同食品添加物専門家会議）では、アルミニウムの暫定的許容量を1週間で体重1kgあたり2mgと定めています。

メタリン酸Na（ナトリウム）　品質改良剤、合成　LD50　7100mg／kg

プリンやアイスクリーム、ハム、ソーセージ、かまぼこ、ちくわなどに使われます。

ラットに、メタリン酸Naを0・2％、2％、10％添加したえさを1ヵ月間あたえた実験では、10％投与群に死亡例は見られませんでしたが、発育の遅延があり、腎臓重量の増加と尿細管に炎症が認められました。

ただし、大量投与による結果なので、添加して微量使われた場合、どれだけの影響があらわれるかはよくわからない状況です。

メチルセルロース　糊料、合成

アイスクリーム、ドレッシング、パン、マヨネーズ、みかんの缶詰などに使われます。パルプを水酸化Na溶液などで処理して、メチルセルロースを合成します。体内で消化されずに数倍の水分をとりこむので、アメリカでは、ダイエットのためのクラッカーやウェハースなどに使われています。

毒性はほとんどないようです。イヌに1日あたり2〜100gのメチルセルロースを1ヵ月間あたえましたが、副作用は認められませんでした。人間に6gのメチルセルロースを240日間あたえましたが、副作用は見られませんでした。

モナスカス色素　→ベニコウジ（紅麹）色素を参照

あ
か
さ
た
な
は
ま
や・ら

【や・ら行】

野菜色素　着色料、天然

野菜色素には、アカビート色素（ビートレッド）、タマネギ色素、トマト色素、ムラサキイモ色素などがありますが、その由来から、安全性に問題はないと考えられます。

ラッカイン酸　→ラック色素を参照

ラック色素　着色料、天然

清涼飲料水、ゼリー、キャンディなどを赤く着色するために使われています。東南アジアに生息するカイガラムシ科のラックカイガラムシが分泌する樹脂状物質から、水で抽出して得られたものです。ラック、ラッカイン酸ともいいます。

ラットに、ラック色素を混ぜたえさを食べさせた実験で、耳下腺の肥大と腎臓障害が見られました。

卵《らん》殻《かく》Ca（カルシウム）　栄養強化剤・製造用剤、天然

卵殻Caには、卵殻未焼成Caと卵殻焼成Caがあります。卵殻未焼成Caは、卵殻を焼成せずに

殺菌、乾燥させ、粉末にして得られたものです。主成分は炭酸Caで、安全性に問題はありません。一方、卵殻焼成Caは、卵殻を焼成して得られたもので、主成分は酸化Caです。

酸化Caは生石灰ともいい、皮膚や粘膜に付着すると炎症をおこし、誤飲すると口や食道、胃がただれたり、腫れたりして痛みを感じることがあります。ただし、添加物として微量使われている分には、それほど影響はないと考えられます。

なお「卵殻Ca」という表示の場合、どちらが使われているのかはわかりません。両方が使われているケースもあります。

5'-リボヌクレオチドニNa（ナトリウム）　調味料、合成

LD50　10000mg以上／kg

5'-リボヌクレオタイドNaと表示されることもあります。調味料の5'-イノシン酸二Na（かつおぶしのうまみ成分）と5'-グアニル酸二Na（しいたけのうまみ成分）の混合物です。その由来から、安全性に問題はないでしょう。

ただし、ナトリウムを摂《と》ることになるので、その点を頭に入れておくべきでしょう。

硫酸第一鉄《りゅうさんだいいちてつ》　発色剤、合成

LD50　319mg／kg

黒豆、おたふく豆、漬物、野菜、果実などに、色が変わるのを防ぐために使われます。しかし、急性毒性が強く、人間の推定致死量は20～30gです。

ウサギに体重1kgあたり0・75～1gを口からあたえた実験では、中毒症状をおこし、肝

あ
か
さ
た
な
は
ま
や・ら

臓に激しい出血が見られました。
人間の場合も、たくさん摂《と》って死亡したケースがあり、激しい腸への刺激、虚脱、チアノーゼ（皮膚や粘膜が青くなること）が見られました。

●硫酸《りゅうさん》Mg（マグネシウム）

→豆腐用凝固剤を参照

リン酸一水素Ca（カルシウム）

→ガムベースを参照

リン酸塩

結着剤・製造用剤、合成

リン酸塩は、ハムやウィンナーを製造する際、肉のくっつき度を高めるための結着剤としてよく使われます。リン酸塩の場合、「リン酸塩（Na）」「リン酸塩（Na、K）」「リン酸塩（K）」という簡略名表示がよく使われていますが、それらは次のような内容を意味しています。

リン酸塩（Na）＝ピロリン酸四Naとポリリン酸Na
リン酸塩（Na、K）＝ピロリン酸四Naとメタリン酸K
リン酸塩（K）＝ポリリン酸Kとメタリン酸K
リン酸塩（Na、Ca）＝ピロリン酸四Naとピロリン酸二水素Ca

これらのリン酸Naやリン酸Kをラットにあたえた実験では、腎臓に障害が見られたり、尿細管に炎症が見られたりしています。

また、リン酸をたくさん摂《と》ると、カルシウムの吸収が悪くなり、骨がもろくなる心配があります。リン酸は、数多くの食品に添加されているので、注意が必要です。

●レシチン　乳化剤、天然

卵黄、またはアブラナや大豆の種子から得られた油脂から、分離して得られたものです。その由来から、安全性に問題はないと考えられます。

●ローズマリー抽出物　酸化防止剤、天然

シソ科マンネンロウ（ローズマリー）の葉または花から抽出されたもので、成分は、フェノール性ジテルペノイドです。ローズマリーの葉は、ヨーロッパで香辛料として利用されており、花も食べることができることから、安全性に問題はないと考えられます。別名は、マンネンロウ抽出物。

本書に出でくるデータは、主に次の文献にもとづいています。

『第7版　食品添加物公定書解説書』（廣川書店）、『既存天然添加物の安全性評価に関する調査研究』（日本食品添加物協会）、『天然添加物の安全性に関する文献調査』（東京都生活文化局）、『食品添加物の実際知識第3版および第4版』（谷村顕雄著、東洋経済新報社）、『アセスルファムカリウムの指定について』『スクラロースの指定について』（厚生労働省行政情報）、『添加物評価書ポリソルベート類』（内閣府・食品安全委員会）、『がんになる人　ならない人』（津金昌一郎著、講談社）、『発が

ん物質事典』（泉邦彦著、合同出版）、『農薬毒性の事典　改訂版』（三省堂）、『がんはなぜ生じるか』（永山親義著、講談社）、『IARC Monographs evaluate consumption of red meat and processed meat』（WHO PRESS RELEASE No240）、『Sugar-and Artificially Sweetened Beverages and the Risks of Incident Stroke and Dementia: A Prospective Cohort Study』（Stroke　May2017）など。

第 5 章

5

食品添加物の基礎の基礎知識

食品添加物は「食品」ではない

食品は、本来、食べ物（食品原料）からつくられるべきものです。ところが、食品原料だけでは、製造・加工がしにくかったり、保存性や色が悪いなど、業者にとっては都合のよくない面が多々あります。そこで使われるようになったのが添加物です。

添加物は、「食品の製造の過程において又は食品の加工若しくは保存の目的で、食品に添加、混和、浸潤その他の方法によって使用する物」（食品衛生法第4条）と定義されています。つまり、食品と明確に区別されているのです。結局、「添加物は『食品』ではない」のです。

合成か天然か

厚生労働省が定めた添加物は、2023年3月現在、指定添加物が474品目、既存添加物が357品目あります。

①指定添加物——厚生労働大臣が安全と判断して、使用を認めた添加物です。そのほとんどは化学的に合成された「合成添加物」。それらの合成添加物は、タール色素や防カビ剤のOPP、合成甘味料のアセスルファムKやスクラロースなど「自然界には存在しない化学合成物質」と、ビタミンCやビタミンAなど「自然界に存在する成分をまねて人工的に合成した化学物質」に分けられます。

②既存添加物——天然に存在する植物、海藻、昆虫、細菌、鉱物などから特定の成分を抽出したものです。長年使用されてきた天然添加物を「既存添加物」として名簿化し、使用を認めています。

ほかに、「**一般飲食物添加物**」があります。これは、ふだん私たちが食べている食品を添加物と同じような目的で使ったり、あるいは食品から特定の成分を抽出して添加物として使うものです。セルロースや大豆多糖類など、約100品目がリストアップされています。さらに「**天然香料**」が約600品目あります。ほとんどが植物から抽出された香り成分です。

①の指定添加物の場合、厚生労働省が認可（指定）したものしか、使用することはできません。また②についても名簿に載っているものしか使用できません。一方、一般飲食物添加物と天然香料の場合、リストアップされていないものでも使用することができます。その点が大きな違いであり、本来の意味で添加物と言えるのは、指定添加物と既存添加物です。

どんな危険があるのか

指定添加物のほとんどを占める合成添加物のうち、**とくに「自然界には存在しない化学合成物質」の添加物には、危険性の高いものが多く**なっています。自然界に存在しないものであるがゆえに、人間の体にとりこまれた場合、分解されにくく、体内に蓄積されるものもあります。そのため、**細胞や遺伝子に影響し、発がん性や催奇形性（お腹の子どもに先天性障害をもたらす毒性）、慢性毒性などの毒性をもつものが多い**のです。環境ホルモン（内分泌攪乱化学物質）の疑いのあるものもあります。

天然添加物の場合、一見、安全であるように思われますが、食経験のない植物や海藻、細菌などから抽出した物質が多いので、安全とはいえません。実際、アカネ色素（セイヨウアカネの根から抽出された色素）は、動物実験で発がん性のあることがわかり、使用禁止となりました。

一般飲食物添加物は、もともと食品として利用されているものを添加物として使うものなので、安全性にまず問題はありません。天然香料は、植物から抽出されたものがほとんどであること、添加する量が微量なことから、それほど問題ないとされています。

「用途名つき物質名」は要注意

添加物は、原則として物質名の表示が義務づけられています。その中で、用途名もあわせて表示しなければならないものがあります。これらは、全般的に毒性の高いものが多くなっています。

ハムやウィンナーソーセージには、「発色剤（亜硝酸Na）」「酸化防止剤（ビタミンC）」といった表示があります。ここでは、発色剤と酸化防止剤は用途名、亜硝酸Na（ナトリウム）とビタミンCは物質名です。

数ある添加物の中で、この用途名と物質名が表示されるものは、残念ながら限られています。それは、次の用途に使われている添加物です。

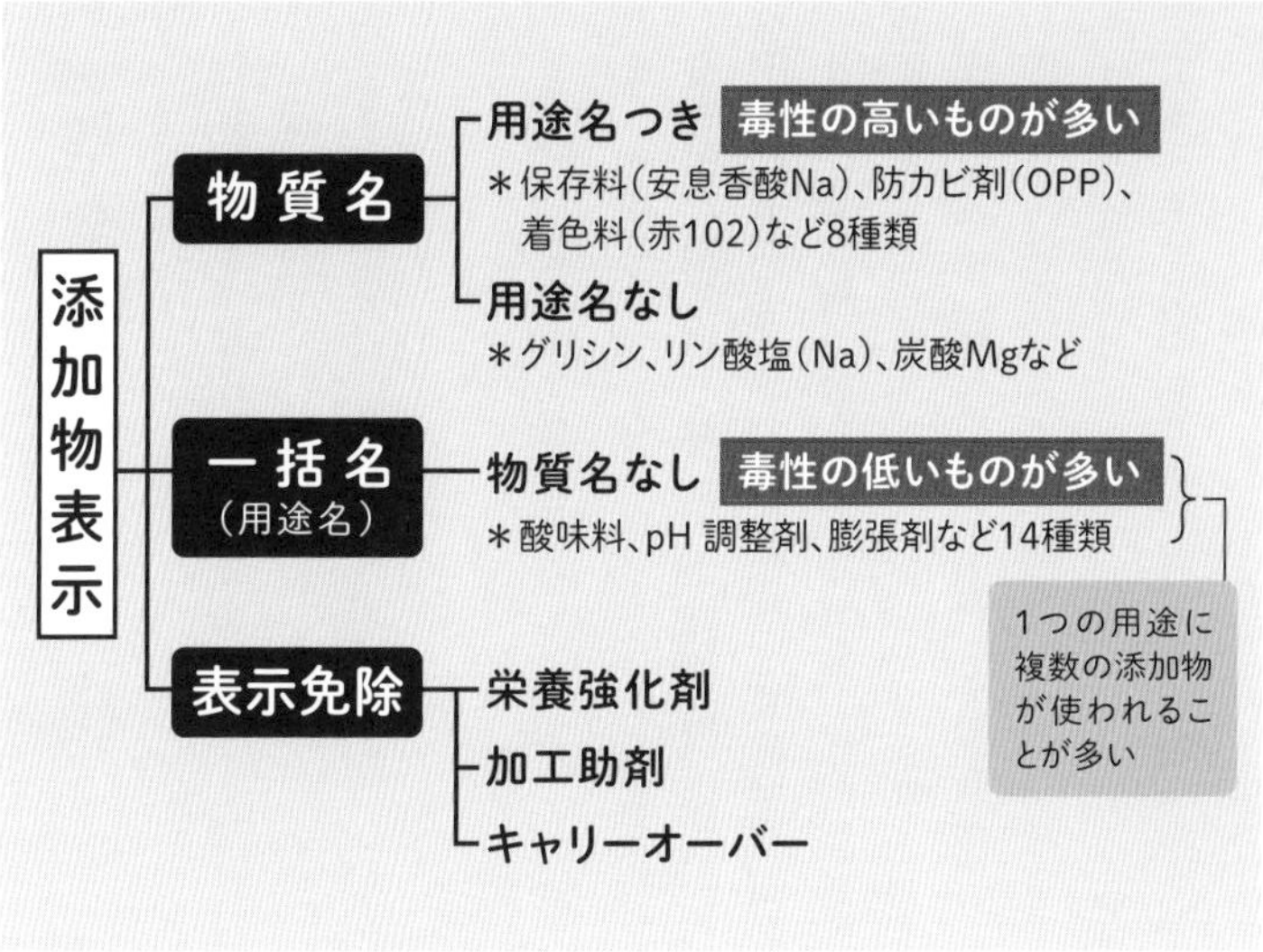

保存料、防カビ剤、発色剤、着色料、甘味料、漂白剤、酸化防止剤、糊料（増粘剤、ゲル化剤、安定剤）

たとえば、福神漬に着色料の赤色１０２号と保存料のソルビン酸Ｋ（カリウム）が使われていたとします。その場合、「着色料（赤１０２）、保存料（ソルビン酸Ｋ）」という表示になります。オレンジに防カビ剤のＯＰＰとＴＢＺが使われていたら、「防カビ剤（ＯＰＰ、ＴＢＺ）」という表示になります。

なお、着色料の場合、添加物名に「色」の文字がある場合、用途名を併記しなくてよいことになっています。たとえば、「カラメル色素」は、「色素」の文字があるので、用途名は併記されていません。着色料と書かなくても、使用目的がわかるからです。

「一括名」という盲点

物質名表示が原則の添加物ですが、実際には、物質名が表示されることは少なくないのです。なぜなら、「一括名」（用途をあらわす総称）の表示が認められているものが数多くあるからです。たとえば、紅しょうがに、クエン酸や乳酸といった酸味料が添加されていたとします。この場合、クエン酸や乳酸という物質名ではなく、「酸味料」という一括名を表示すればよいのです。さらにリンゴ酸やコハク酸が添加されていても、「酸味料」でよいのです。

つまり、酸味料の添加物をいくつ使っても、「酸味料」とだけ表示すればよいのです。これを「一括名表示」といいます。こうした表示が認められているのは、次の添加物です。

酸味料、調味料、香料、pH調整剤、膨張剤、乳化剤、イーストフード、かんすい、ガムベース、チューインガム軟化剤、豆腐用凝固剤、苦味料、光沢剤、酵素

なお、調味料の場合、アミノ酸、核酸、有機酸、無機塩の4種類があり、そのいずれかを表示することになっています。たとえば、アミノ酸のL-グルタミン酸Naを使っていた場合、「調味料（アミノ酸）」という表示になります。また、アミノ酸以外のものを同時に使っている場合は「調味料（アミノ酸等）」となります。

一括名表示では、具体的に何が使われているのかわかりません。製品によっては10品目をこえる酸味料の添加物、あるいはpH調整剤の添加物が使われることもあります。しかし、「酸味料」や「pH調整剤」としか表示されません。したがって、使われている添加物の危険性がどの程度なのかを判断することが、ひじょうにむずかしいのです。

ただし、一括名表示の添加物の場合、用途名と物質名が表示される添加物に比べて、全般的に毒性が低いものが多くなっています。その点は、消費者にとって救いでしょう。なお、一括名表示が認められている添加物でも、メーカーが自主的に物質名を表示してもかまいません。豆腐用凝固剤は、物質名が表示されるケースが多くなっています。

なお添加物は、一つのものがいくつもの用途に使われるケースがあり、とくに一括名表示が認められている添加物には、そういうものが多くなっています。

「用途名つき物質名」あるいは「一括名」で表示される添加物以外の添加物は、物質名のみが表示されることになります。製造用剤のリン酸塩（Na）、炭酸Mg（マグネシウム）、グリシンなどが、これにあたります。

「表示免除」の裏ワザ

添加物の中には、使っても、表示が免除されるものがあります。それは次の三つです。

①栄養強化剤——食品の栄養を高めるためのもので、ビタミン類、アミノ酸類、ミネラル類があります。体にとってプラスになり、安全性も高いと考えられているので、表示が免除されています。

②加工助剤——食品を製造する際に使われる添加物で、最終の食品には残らないもの、あるいは残っても微量で食品の成分には影響をあたえないものです。たとえば、塩酸や硫酸が

食品表示の読み解き方 ①

ハムチーズたまごサンド

消費期限：23. 5. 20 午前2時
5.18 午後8時製造

（税込）
230円

1食当り熱量 295kcal　蛋白質 11.9g
脂質 18.9g　炭水化物 19.2g　Na860mg

名称：調理パン　保存料・合成着色料は使用しておりません
原材料名：パン　卵サラダ　ハム　茹卵　チーズ　マヨネーズ　グリーンレタス　黒胡椒入りドレッシング／イーストフード　乳化剤　V．C　調味料（アミノ酸等）　pH調整剤　グリシン　酸化防止剤（V．C）　糊料（増粘多糖類　アルギン酸 Na）　リン酸塩（Na）　香辛料　カロチノイド色素　コチニール色素　発色剤（亜硝酸 Na）（原材料の一部に大豆　豚肉　りんご　ゼラチンを含む）

消費期限：別途枠外に記載
保存方法：10°C以下
製造者：㈱○○○○○　○○○○○　TEL○○○
○○○○○○○○○○○○○○○○○　-○○○-○○○

原材料名は原則として、食品↓食品添加物の順に、それぞれ重量割合の多い順に表示される

食品

食品添加物

アレルギー表示

＝物質名

【使われ方】

「V.C」=小麦粉の品質改良、「グリシン」=うまみをつける+保存性を高める、「リン酸塩（Na）」=ハムの結着、「香辛料」=全体の味つけ、「カロチノイド色素」=マヨネーズまたはチーズの着色、「コチニール色素」=ハムの着色

＝用途名つき物質名（毒性の高いものが多い）

【使われ方】

「酸化防止剤（V.C）」=ハムの酸化防止、「糊料（増粘多糖類　アルギン酸Na）」=ドレッシングのトロミづけ、「発色剤（亜硝酸Na）」=ハムの黒ずみ防止

＝一括名

【使われ方】

「イーストフード」=パンをふっくら焼き上げる、「乳化剤」=パンやチーズに使われる油分などを混ざりやすくする、「調味料（アミノ酸等）」=うま味をつける、「pH調整剤」=pH（ペーハー）を調整し、保存性を高める

食品表示の読み解き方 ②

名　称	米　菓
原材料名	もち米、しょうゆ、海苔、砂糖、でん粉、果糖、乾燥シソ葉、はっ酵調味液、シソエキスパウダー、乾燥梅肉、梅酢、食塩、魚介エキスパウダー、たんぱく加水分解物（大豆を含む）／調味料（アミノ酸等）、カラメル色素、パプリカ色素、酸味料、香料
内容量	20枚
賞味期限	枠外下部に記載
保存方法	開封前は直射日光、高温多湿をお避けください。
原産国名	中国
加工者	○○○○○株式会社　○○○工場 ○○○○○○○○○○○○○○○○○○○

①（しょうゆ）　②（シソエキスパウダー）　③（たんぱく加水分解物（大豆を含む））

食品（食品扱い含む）：もち米〜たんぱく加水分解物（大豆を含む）
食品添加物：調味料（アミノ酸等）〜香料

①【キャリーオーバー】

「しょうゆ」＝この中に保存料が添加されている可能性あり（本文p266参照）

②【使われ方】

「シソエキスパウダー」「魚介エキスパウダー」＝調味料。原料の植物や魚介類からうまみ（エキス）を抽出し濃縮したもの。食品扱いとなるが、キャリーオーバーの添加物がふくまれる可能性もあり

③【使われ方】

「たんぱく加水分解物」＝調味料。動物や植物のタンパク質を人工的に分解し、うまみ成分のアミノ酸にしたもので、食品扱いとなっている（本文p214参照）

これにあたります。これらは危険性の高いものですが、添加物としての使用が認められていて、タンパク質を分解するなどの目的で使われています。

しかし、もし塩酸や硫酸が食品に残っていたら一大事です。そこで、水酸化Na（これも添加物の一つ）などによって中和しています。塩酸や硫酸が中和によって取り除かれた場合、これらは加工助剤とみなされ、表示が免除されます。水酸化Naもなくなるので、これも加工助剤とみなされます。ちなみに、毒性の強い殺菌料の次亜塩素酸Naも加工助剤とみなされていて、表示が免除されています。

③キャリーオーバー――原材料に含まれる添加物のことです。たとえば、せんべいの原材料は、米と醤油ですが、醤油の中に保存料がふくまれていることがあります。この際、最終食品であるせんべいに保存料が残らない、あるいは残っても微量で効果を発揮しない場合、キャリーオーバーとなります。そのため、表示免除となり、「米、醤油」という表示でよいのです。

原材料中の添加物がキャリーオーバーに当たるかどうかは、食品企業の判断に任されています。そのため、それが悪用されるケースがあります。つまり、実際には最終食品に添加物が残っているのに、食品企業が「残っていない」と勝手に判断し、その添加物を表示しないことがあると考えられます。

おさえておきたい落とし穴

あまり意識しない人も多いと思いますが、食品表示そのものがある食品とない食品とに分かれている点にも留意してください。

原材料表示のあるもの――原則として「容器・包装に入れられた加工食品」です。

原材料表示のないもの――次の三つのケースでは、原材料表示そのものが免除されます。

①漬物や佃煮、あめ、パン、ケーキ、和菓子など**店頭でバラ売りされている食品**。

②物産展のたらこ、明太子など**対面で量り売りされている食品**。

③弁当店でつくられた弁当、レストランや食堂で出される料理など**店内で製造・調理された食品**。

たとえば、ケーキ店のショーケースの中のケーキ、和菓子店の同様の和菓子、手づくりパン店のトレーの中の無包装のパンなどの場合には、①にあたります。

これらの食品に、危険性の高い添加物が使われていても、消費者には一切わかりません。本来ならすべて表示を義務づけるべきなのですが、なかなかむずかしいのが現状です。

なお、輸入のレモン、オレンジ、グレープフルーツなどには、OPPやTBZ、イマザリルなどの防カビ剤が使われていますが、それらについては消費者庁の通達によって、**バラ売りの場合でも、ポップやプレートに使用防カビ剤を表示することになっています。**

またあめやキャンディなどについても、合成甘味料のサッカリンやサッカリンNa、サッカリンCa（カルシウム）が使われている場合は同様に表示しなくてはなりません。これらは毒性が強いため、消費者が選択できるようにすべきとの考えがあるようです。

おわりに

現在市販されている加工食品は、すべて2種類の原材料でつくられています。一つは、米や野菜、果物などの食品原料。そして、もう一つが本書で問題にしてきた添加物です。

食品原料は、長い食の歴史によって安全性が確認されていますが、添加物はまったく違います。人間にとって安全かどうか、よくわからないまま使われているのです。しかも、それがどんどんふえ続けています。

今や日本人の二人に一人ががんを発症していますが、添加物がその一因になっていると考えられます。また、ジンマシンなどのアレルギーも引き起こしています。そのほか、体の様々な不調の原因になっている可能性があります。

添加物の中でも、自然界に存在しない化学合成物質であるものは、体内で分解されず、人体汚染を引き起こし、臓器や組織、細胞の遺伝子の働きを損ねていると考えられます。

ですから、それらの添加物を避ける必要があるのです。本書がその一助となり、みなさんの健康維持にお役に立つことを願ってやみません。

本作品は2008年7月に小社より刊行された『食べてはいけない添加物 食べてもいい添加物』を大幅に再編集、加筆し、改題したオールカラー版です。

なお、本書中には読者の理解のために商品写真を掲載しておりますが、本書はあくまでも商品比較を趣旨として著作されたものです。

渡辺雄二（わたなべ　ゆうじ）

1954年生まれ、栃木県出身。千葉大学工学部合成化学科卒業。消費生活問題紙の記者をへて、1982年にフリーの科学ジャーナリストとなる。以後、食品・環境・医療・バイオテクノロジーなどの諸問題を消費者の視点で提起し続け、雑誌や新聞に精力的に執筆。とりわけ食品添加物、合成洗剤、遺伝子組み換え食品に造詣が深く、全国各地で講演もおこなっている。
著書には『子どもに「買ってはいけない」「買ってもいい」食品』『コンビニの買ってはいけない食品 買ってもいい食品』『飲んではいけない飲みもの 飲んでもいい飲みもの』『買ってはいけないお菓子 買ってもいいお菓子』『買ってはいけないインスタント食品 買ってもいいインスタント食品』（以上、だいわ文庫）、『体を壊す10大食品添加物』（幻冬舎新書）、『食べるなら、どっち!?』（サンクチュアリ出版）、『加工食品の危険度調べました』（三才ブックス）、ミリオンセラーとなった『買ってはいけない』（共著、金曜日）などがある。

新版《しんぱん》「食《た》べてはいけない」「食《た》べてもいい」添加物《てんかぶつ》

2023年 6 月 5 日　第 1 刷発行
2024年 9 月20日　第 8 刷発行

著　者　渡辺雄二《わたなべゆうじ》

発行者　佐藤 靖

発行所　大和《だいわ》書房
東京都文京区関口1-33-4
〒112-0014
電話 03-3203-4511

ブックデザイン　福田和雄（FUKUDA DESIGN）
装　画　高橋由季
撮　影　ピースローブ
校　正　酒井正樹
印刷所　歩プロセス
製本所　ナショナル製本

ISBN978-4-479-78586-6

https://www.daiwashobo.co.jp